U0251944

健康成都·中医药文化系列

张勇

临床经验实录

张勇 著

四川大学出版社
SICHUAN UNIVERSITY PRESS

图书在版编目（CIP）数据

张勇临床经验实录 / 张勇著 . — 成都 ：四川大学
出版社， 2022.6
（健康成都 . 中医药文化系列）
ISBN 978-7-5690-5427-9

Ⅰ . ①张… Ⅱ . ①张… Ⅲ . ①中医临床－经验－中国
－现代 Ⅳ . ① R249.7

中国版本图书馆 CIP 数据核字（2022）第 061810 号

书　　　名：张勇临床经验实录
　　　　　　Zhang Yong Linchuang Jingyan Shilu
著　　　者：张　勇
丛 书　名：健康成都·中医药文化系列

选题策划：龚娇梅
责任编辑：龚娇梅
责任校对：张　澄
装帧设计：墨创文化
责任印制：王　炜

出版发行：四川大学出版社有限责任公司
　　　　　地址：成都市一环路南一段 24 号（610065）
　　　　　电话：（028）85408311（发行部）、85400276（总编室）
　　　　　电子邮箱：scupress@vip.163.com
　　　　　网址：https://press.scu.edu.cn
印前制作：四川胜翔数码印务设计有限公司
印刷装订：四川五洲彩印有限责任公司

成品尺寸：165mm×235mm
印　　张：13.5
插　　页：4
字　　数：218 千字

版　　次：2022 年 11 月 第 1 版
印　　次：2022 年 11 月 第 1 次印刷
定　　价：56.00 元

四川大学出版社
微信公众号

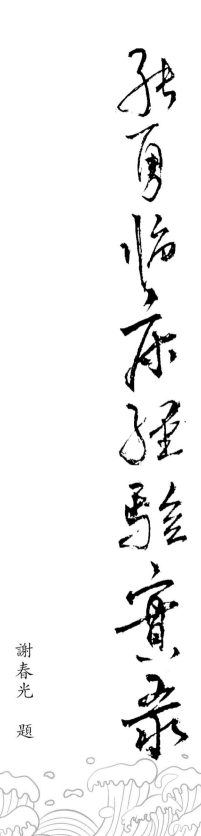

张勇临床经验实录

谢春光　题

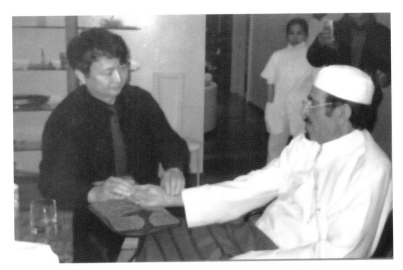

2003 年 10 月在瑞士日内瓦为居住于当地
患肺间质纤维化的沙特阿拉伯王室成员诊病

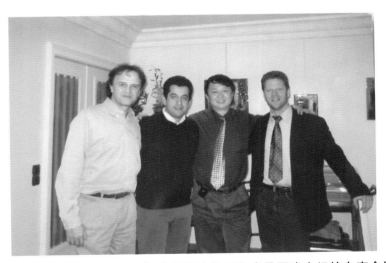

2003 年 10 月在瑞士日内瓦与沙特阿拉伯王室成员医疗小组的专家合影，
右一为德国盖森大学医学院肺科专家格林格教授

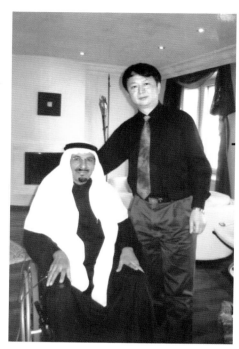

2004 年 3 月在瑞士日内瓦与经过中医治疗病情明显好转的
沙特阿拉伯王室成员合影

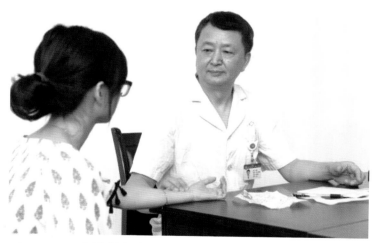

在诊断室为患者诊病（摄影：刘陈平）

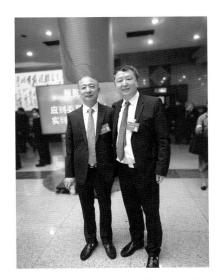

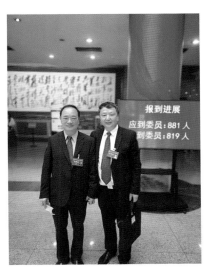

2020 年 5 月在省政协会上与时任
四川省中医药管理局田兴军局长的合影

2020 年 5 月在四川省政协会上与时任
四川省人民医院院长邓绍平的合影

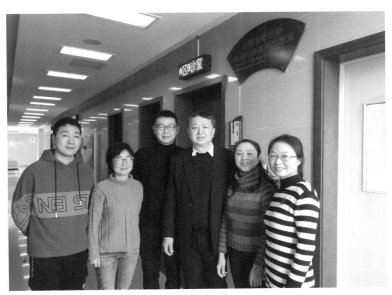

2021 年 1 月全国名老中医传承工作室验收之时与学生的合影

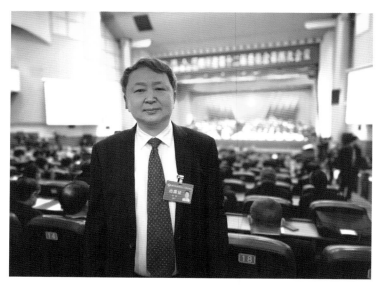

2021 年 1 月在四川省政治协商会议上的留影

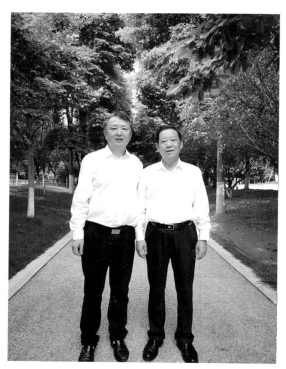

2021 年 5 月与第十二届全国政协副主席刘晓峰的合影

序

　　有幸读张勇先生大作，获益良多，感佩之余，更有三叹，是以为序。

　　一叹张先生发愿之高远。医道艰辛，弘扬中医之道更是荆棘满途。先生不仅自己登攀高峰，更将多年积累惠及大众，且传承有序，桃李天下；从医四十余载，荣誉无数，建树无数，然不忘初心，始终把病人放在首位，不自矜、不唯利，此非济世有德者不能为之。

　　二叹张先生毅力之坚韧。集腋成裘、聚沙成塔是先生学医之路的真实写照，于困境中不自弃、不自馁，于逆境中明自我、贵有恒，点滴积累，终成大器；凡中医经典，皆意境高远，言辞晦涩，涉猎广博；若非毅力坚韧，心量持久，必不能竟功。

　　三叹张先生求学之执着。先生医案分析简约有序，直指关键，能够从纷繁的表象中抓住本质，正所谓"知其要者一言而终"；对专长领域"肺间质纤维化"见解独到、疗效明确；能百花齐放，于各种常见、疑难病症中显示基本功，此非有高超的中医造诣者莫能为也。

　　今张先生将数十载的心路历程、学习方法、经验集萃无私公之于众，供吾辈同道学习，意义颇大，无以为敬，乃作序以赞之。

辛丑年乙未月

前　　言

　　业医至今，余虽不敏，但知人生苦短，学无止境，黄卷青灯，穷研苦索，因而上及《黄帝内经》《难经》《伤寒论》《金匮要略》，下及温病王、吴、叶、薛，且旁及诸家。余业医四十余载，能以西医学治疗效果欠佳的疾病为突破口，详查资料，悉心研究，不断实践，形成自己的学术思想，并在一些疑难病症的治疗上形成独特的治疗风格，且获得较好的临床效果。率然出专著自感不妥，值全国名老中医传承工作室验收之需，无法推辞，只能勉而为之，内心实则诚惶诚恐。拙作付梓，若能对后学略有启迪则余心稍安，亦为今生之幸耳！于此，敬向长期关心支持的各级领导、老师、亲属及各位朋友致以诚挚谢忱！凡是过去，皆为序章。余愿倾有生之年，为中医事业之发扬光大，竭尽绵薄，聊尽吾心。

　　全书分医程写迹、医论、病案、人物侧写四部分。医程写迹主要写余在行医路上的探索与心悟，以及余对中医药事业发展的一些看法。医论乃历年余所撰写的医学文稿，可反映余之学术思想、实践体会，以及治疗疾病的中医思维方法。病案乃门人整理的余治疗各类疑难病症的经验。人物侧写选择数篇媒体的专访报道及门人所写的文章，以示客观对余之印象而已。

　　承蒙德高望重的全国名老中医药专家谢春光于百忙中为本书作序并赐题书签，令拙作增光生辉，谨致深切谢忱！

　　本专著成书过程中门人李蓉、陈云凤、刘杰峰、王巍、王晓雨、李静、范鹏等参与协助病案整理，附此志念。

二〇一九年冬于锦城求实斋

目　　录

篇章一

医程写迹

我的行医之路

艰苦环境下立下从医之志，医院的平台给了我发展的空间

　　我于1975年高中毕业后下乡到乐山专区井研县石牛公社当知青，当时我只身一人在一个生产队，那里的条件非常艰苦，农民都面临着缺医少药的状况。我的住处紧挨着大队合作医疗站，我目睹了农民小病拖大，甚至普通病都无法医治的情况。那几年我又见到最疼爱自己的外婆因腰肌劳损而备受煎熬，当时我就想，若自己能治好那些农民的病，能治好外婆的腰痛，那该多好！就这样，将来当一名医生的念头就在我的心里萌生了。后来我与公社其他知青一起被集中到了公社农场，因自己干活舍得吃苦，表现较好，当上了农场团支书。那个年代农村基本上没有什么文化生活，好在各级知青办给我们送了一些书来，这些书多半是政治方面的，也有一些文史哲及医药方面的书。我在农场建起了图书室，给知青及农民发放了借书证，我自然就成了管书的。那个时候我不会打扑克（这方面我较笨，现在都不会打扑克、打麻将）。一到晚上知青开始娱乐的时候，我就在煤油灯下读起书来，《赤脚医生手册》《十万个为什么》里关于医药方面的知识，我不知读了多少遍，后来这方面的书我读完了，我就开始读范文澜的《中国通史》，恩格斯的《反杜林论》，黑格尔的《小逻辑》《精神现象学》等文史哲方面的书籍。在农村两年多的时间里，漫长的夜晚我多半都是在煤油灯下读书度过的，有些书我是反复读的，像《中国通史》我就读了两遍，现在回想起来，读的这些书，对我后来学中医还是很有帮助的。尤其值得一提的是：农村艰苦的环境使我立下将来从医之志，经过了这些岁月，我知道了珍惜时

间，知道了今后人生的路该怎么走。我特别喜欢两句话："艰难困苦，玉汝以成！""忽如一夜春风来，千树万树梨花开。"

1976年10月我们党粉碎了"四人帮"，紧接着就恢复了高考。我考上了，走上了从医之路。毕业后，我很幸运地分到了成都市第一人民医院，说幸运是因为成都市第一人民医院是一所有中医传统的医院，早在20世纪50年代，就集中了张澄庵、王文雄等名噪一时的中医专家，也就是人称的"八大金刚"。我学中医不是祖传，但我很有幸能跟着张光琦老师学习。老师医术精湛，治学严谨，淡泊名利，从不计较个人的得失。在那个年代医生基本上是没有奖金的，老师日诊量有时达100多人次，从来都是早上班晚下班，但他毫无怨言，从老师的身上我学会了医术，更学会了做人。从跟老师的那一天起，我就白天虚心向老师请教，晚上在家做笔记、查资料，钻研中医经典著作。我永远不会忘记跟师两年后离开老师的时候，老师对我讲："小张啊，你就像这样走下去，你将来会成名医的！"老师的话对我产生了莫大的鼓舞。从此我更加勤奋，加之医院有浓厚的学术氛围，并且不拘一格降人才，在医院的关心和支持下，经过自己的努力，1987年仅有初级职称的我被医院破格批准为医院的挂牌医生（当时规定要副高以上的职称才能挂牌），成为成都市正规医院最年轻的挂牌医生。1994年，我又被医院评为"医院拔尖人才"。现在回想起来，是成都市第一人民医院这片滋润的土地，让我逐渐成长起来，是医院的平台给了我发展的空间，是医院把我从一个普通的医生培养成副主任医师、主任医师，使我先后被评为"成都市十大杰出青年""成都市十佳医务工作者""四川省杰出青年中医"，2009年春节前又被评为四川省名中医。

我经常讲这样的话："个人的命运是和国家的命运联系在一起的，如果不是粉碎'四人帮'恢复高考，我也不可能考上学校，走上从医之路；如果不是医院的培养，也不可能有我的今天。俗话说，吃水不忘挖井人。因此我出诊不论是走到瑞士日内瓦，还是国内的北京、上海，我都会说我是成都市第一人民医院的医生，我以此为荣！以此为豪！"当然自己更应加倍努力，在今后的从医路上，为医院的发展，为我们的中医事业竭尽自己的微薄之力。

学中医要耐得住寂寞和清苦，要成功需找准理论和临床的切入点

曾经有一位医学前辈说过这样的话："你选择了学医，就意味着你选择了辛苦。"中医的典籍汗牛充栋，浩若烟海，业医者要在有限的生命过程中学好中医，绝非易事！喻嘉言在《医门法律·卷一》中讲过："医之为道，非精不能明其理，非博不能至其约。"患者期盼的目光，不断出现的医学难题，也迫使我不停地学。我把一切精力和时间都放在了钻研中医上，放弃了节假日，放弃了年休假，甚至放弃了爱好多年的篮球及受过专业训练的唱歌。这些年我一般都是夜间读书至子夜以后，白天遇到的疑难病例、治疗效果不理想的病例，都要在晚上查资料，做笔记。为了攻克肺间质纤维化治疗过程中的许多难题，我业余时间大多都花在各大图书馆，搜集到的资料被我分门别类做成卡片，这些年连同其他疑难病所做的卡片有两万多张，写下的读书笔记有十余本。中医经典要背的太多，我就把它们写在小本子上，走到哪里都可以带上，有时朋友相约到三亚或峨眉山休闲两天，我也抽空背它一下。我所做的这一切，也有人不理解，问我这样刻苦图的是啥？我的回答是："图的是对得起自己，对得起患者，更对得起医生这个称号！"

孙思邈说过："医者意也，善于用意，即为良医。"我深知这个"意"字的内涵，它是一种极高的境界，要达到这个境界，也就是要做一个好的医生，除了能吃苦以外，还必须有独特的思维方法和极高的悟性，在理论和临床上必须找准切入点。在理论上我首先读《黄帝内经》原版，重要章节及警句都要反复背诵，细细咀嚼。注家则先读王冰所著的《补注黄帝内经素问》，李中梓的《内经知要》，后读张介宾的《类经》。《伤寒论》带方的条文全部背诵，注家则读柯韵伯的《伤寒来苏集》。《金匮要略》重要章节都要背诵，注家则看尤在泾的《金匮心典》。温病王、吴、叶、薛诸家中，经过反复比较，我侧重攻读吴鞠通的《温病条辨》，其原因是：要论临床辨证水平，古今医家很难企及叶天士，但要论及聪明程度则非吴鞠通莫属，叶天士《临证指南医案》所列案例

多半有药物而无方名及剂量，吴氏将其纳入书中安上方名加入剂量，而他自己的方子在该书中仅占 20％多一点，但后世却记住了《温病条辨》，书中的方子流传至今而疗效确切。我反复研读该书，其中的条文基本能背诵，吴氏"治上焦如羽，非轻不举"的观点对我治疗呼吸系统疾病产生了较大的影响。

谈及对历代名家著作的学习，因为我是搞内科的，因此我先读《医学心悟》，再读《赤水玄珠》《景岳全书》《脾胃论》《千金要方》《医林改错》等。在临床上我的切入点是：经过反复实践，我认识到中西医各有所长，中医要走出自己独特的路来，必须在西医治疗的弱势病种上下功夫才行。因此我将主攻方向定在了治疗肺间质纤维化、肺癌、支气管哮喘、类风湿性关节炎、急性痛风性关节炎等疾病上，尤其是治疗肺间质纤维化，经过反复的临床摸索，以补肾提高免疫功能为主，佐以开肺化痰逐瘀，使众多患者的临床症状明显改善，生活质量有所提高，甚至有的患者还丢掉了激素，拔掉了氧气管。

2003 年 10 月—2004 年 4 月，我两次受邀赴瑞士日内瓦为患"肺间质纤维化"的沙特阿拉伯王室成员治病，取得了满意的临床效果，那个被西方医学专家预言不能活过 2003 年年底的老人，至今仍然活着。在国内，上海市肺科医院肺间质纤维化的住院患者中，有多人在服用我开的中药处方，因此该院业务院长与上海市科委国际处的处长两次飞临成都，与我商谈合作事宜。目前，我经常在双休日及节假日受邀到北京、上海、广州等地出诊，疗效确切，受到患者的好评。

由于临床上的不断积累，胆大心细，我在中医急症治疗中也有一定的收获。2020 年 7 月我院某医生的哥哥因脑梗死入 ICU 抢救，西医采用缓解脑水肿、抗凝、溶栓等方法治疗，患者仍昏迷不醒，二便不通。我受邀会诊，经辨证开出抵当汤合已椒历黄丸加减的方子，患者药后第二天则大小便均解，病情逐渐好转，现已在进行康复治疗。因对经典著作能温故而知新，我在带教学生方面也比较得心应手，最近成都中医药大学金匮博士生叶莹在跟我临床实习，一天一女性患者前来就诊，患者患慢性浅表性胃炎伴幽门螺杆菌阳性多年，出示之前的处方为半夏泻心汤加减。患者说服用前三剂药后脘痞、欲呕，便溏均有好转，但最近出现腹中痛，欲呕，再用前方则效果不显。仔细辨证后，我将前方中的黄芩易桂枝，加大黄连剂量，嘱服 3 剂。患者复诊欣喜告知，仅服一剂则腹不痛，呕吐若失，胃纳也好转。叶莹不解其故，问为何一味药的改变则效果大相径庭？我告知：半夏泻心汤是治寒热错杂于中的呕痞，而患者来我院就诊时中医辨证应属上热下寒证，《伤寒论》178 条指出："伤寒，胸中有热，胃中有邪气，腹中痛，欲呕吐者黄连汤主之。"黄连汤用黄连清上热，桂枝交通上下阴阳，辨证准确，故能取效。叶莹听后顿有所悟。我想，我在从医的路上如果说取得了一定的成功的诀窍，找准理论和临床切入点应该说是至关重要的。

医学上的探索永无止境，从医的路上更需不懈努力

很多年前我毕业实习的时候曾跟诊成都市第一人民医院名老中医李志超。我记得当时李老师说过这样的话："医生是越做越难做，名医是越当越难当。"当时闻此言我并无太多的感受，现在回想起来，我才觉得此言真是李老师的肺腑之言。的确，医学上的难题是一个接着一个摆在我们的面前，患者的痛苦、期盼的目光让医者揪心！最近我看了一个资料，我国现代史上最有名的、读书最多的两位泰斗级的医学大家蒲辅周与岳美中到晚年仍是手不释卷，岳美中每年要重读《伤寒论》《金匮要略》各一遍，他的案头摆的就是经典著作。蒲辅周晚年左眼患白内障几乎失明，他就用右眼用离书仅几寸[①]的距离读书，这简直不是读书，而是在吃书啊！2010 年 5 月过世的我国首批国医大师裴沛然，90 多岁高龄仍孜孜不倦，他一给患者把脉的时候思维就进入了另外一个世界，"瘦因吟过万山归"是他奋斗不息的一生的真实写照。老前辈是我辈一生的楷模，受前辈的影响，我感到了一种动力，特别是 2010 年被评上省名中医后，更觉得是一种鞭策。我深深地知道我们这一代中医肩负着承上启下的重任。客观上讲，现代医学发现了基因，内脏可以移植，心脏可以搭桥，一些有效药品的问世可以带来治疗上的革命、突破性的进

---

① 一寸＝3.33 厘米。

展。纵观中医，百年来还没有突破性的进展，但是我们不会停止努力，经过我们一代接一代中医工作者的不懈努力，我们的目标一定能够达到！我们必须从一点一滴做起，我现在较之前更有一种强烈的求知欲，到省外出诊换登机牌都换靠窗边的座位，好看一看中医的经典书籍，晚上回家后稍事休息就立即上网查资料，做卡片（现在虽然网上查资料非常方便，但我觉得什么东西看一百遍，不如自己动手记一遍）。他山之石，可以攻玉。我国 2010 年评出的首批 30 名国医大师的资料，我都从网上调出来仔细研究与学习。我要感谢医院给我这次机会，让我把自己行医的经历讲出来。如果我的所言能对我院年轻一代的中医工作者有一点点启迪的话，就是我最大的心愿了！最后我想说的是，今生能与中医事业为伍是我们的幸福！能赶上我们国家国泰民安的好时光，能伴随我们的医院一起成长是我们的幸运！"莫嫌天涯海角远，但肯扬鞭有到时。"让我们以此共勉吧！

（该文原刊登在成都市中西医结合医院《院刊》2010 年第 6 期，此次收入有删节）

凡是过去　皆为序章

这次能够被选为 2016 年享受国务院政府特殊津贴的专家，我既感到高兴，也感到责任和压力。是成都市第一人民医院这个广阔的平台及医院领导长期的关心和支持使我获得今天的成就，我一定会把这一荣誉作为新起点，更加严格地要求自己，更加勤奋和努力，在医学的道路上更加坚定地前行。

操守品行放首位

我行医近 40 年，坚持对患者一视同仁，不分贫富老幼，认真地开好每一张处方；长期坚持为外地患者加号，每天都是名医馆晚下班的医生之一。我不给患者开重复的检查单，不给患者开与治疗无关的药物，因为我知道患者来看一次病非常不容易，不能再给患者增加经济负担，并长期坚持义务为全国各地的患者远程提供诊疗建议。

一生只做一件事

从当医生那天起我就认定自己此生就只做医学这一件事情了，也深知为此要放弃很多。我曾经苦学美声，在我院的第一、第二届卡拉 OK 大奖赛上获得第一名。但唱歌、练歌要花费不少时间，我只好放弃了；以前我空闲时特别喜欢钓鱼，但钓鱼一坐就得半天，也只好放弃了。在当医生有一定的知名度后，外地的患者逐渐增多，我从未休过年休假，有时也感到累，也想到别处休一下假，但想到我一停诊 20 余天，外地患者来成都就找不到我，会很遗憾，于是休假的想法也搁置下来。但这样一来也使我长年得以心无旁骛、沉下心来在中医事业上以黄卷青灯为伴，穷研苦索，使我在事业上能取得一些成绩。

探索求知无止境

我主攻肺间质纤维化与肺癌的治疗，在多年的临床实践中，我查阅了大量的资料，写下数以万计的临床笔记，做了大量的卡片，并且在临床实践中不停探索，对处方不停地进行改进，对其中每一味中药都仔细进行研究，从而逐渐形成了自己独特的治疗风格。我以中医补肾提高免疫力为主，佐以开肺逐痰化瘀治疗肺间质纤维化，以及使用中医扶正保肺的疗法遏制癌细胞的转移，治疗肺癌，已取得了较好的临床疗效，并得到国内外的认可。

作为一名医生，有了知名度后患者多了，疑难病也多了。此时千万不能停下钻研的脚步，从医数十年至今，我从未在凌晨2点前休息，一到夜深人静之时，我就打开电脑或中医古籍查阅中医的资料，对白天自己不满意的病例进行研究，找出原因。因为我深知对医学的探索是永无止境的，要尽量不让找我诊病的患者失望，也只有这样，我自己的医术才会不断地取得进步。

科研教育还需努力

中医人才的培养是中医事业发展的重要部分。人才的培养除了院校教育之外，师承教育也尤为重要。我深知要带好学生必须要在医德医术方面下狠功夫，尤其要向学生灌输中医理念。在已经结束的国家级师承三年带教过程中，我每周四下午在学生跟诊后都要给学生上理论课，每周三的晚上我一定会备课，这样就能把中医的临床经验与中医理论同时较好地教授给学生。我的学生李蓉在跟师的三年中，不仅个人的接诊量有所上升，还顺利地升了主任中医师，前不久又被评为"成都市名中医"。

中医科研是中医事业的重要组成部分。庆幸的是，由于医院的关心和支持，我的全国名老中医学术传承工作室已由国家中医药管理局批下来了，工作室的工作即将全面展开。我一定会毫无保留地拿出我治疗肺间质纤维化与肺癌的经验，与工作室的同仁一起，搞好中医科研，争取早日出成果，以推动我院中医事业的发展，同时回报医院对我的关心和支持。

保持良好精神状态

为了中医事业，我丢掉了很多兴趣爱好，但体育锻炼我一直在坚持。近十余年来我一直坚持健身与游泳，不管工作再忙，每周三、周五、周天从未间断过。因为我知道，一个医生除了良好的医德医术之外，自身的精气神也很重要，这是对患者的一种尊重，同时也会让患者对医生产生信任感。

我国的中医药事业正赶上天时、地利、人和的大好时机。有幸与我们医院一起步入这个时期，我愿以此诗句与全院同仁共勉："长风破浪会有时，直挂云帆济沧海。"

（此文原刊于成都市中西医结合医院《院刊》2017年第3期，
此次收入有删节）

瘦因吟过万山归

　　"瘦因吟过万山归"是清代著名诗人黄仲则所著《两当轩诗集》中的诗句。该诗句深刻地揭示了治学的艰巨性，同时这寥寥七字也提示了我们研究学问者既要读万卷书，也要行万里路这个颠扑不破的真理。

　　四川梓潼县的泰斗级名老中医蒲辅周，晚年八十多岁时仍手不释卷，潜心研究中医经典，在眼患白内障视力极度低下之时，仍手捧《伤寒论》在离眼睛仅几寸的距离艰难地阅读。其时蒲老早已功成名就，但在行医的路上仍不停脚步，让吾辈动容！

　　国医大师裘沛然一生最喜爱"瘦因吟过万山归"这句古诗，他认为凡是古今中外卓有成就的学者，为了探求真理，都经历了废寝忘食、失败挫折等历程。因此在他九十多岁高龄时，写下了他半个世纪从事医学的教训，其求实精神感动后人。

　　余行医四十余年，与前贤相比差之甚远，唯可心稍安的是在行医的路上尚能不断求索。写此短文意在勉励后学，守正创新，青出于蓝而胜于蓝，果能如此则吾等幸甚！中医幸甚！

对中医药事业发展振兴的三点建议

随着《中国的医疗卫生事业》白皮书出台及全国人大通过了《中华人民共和国中医药法》，中医药事业的发展振兴迎来了天时、地利、人和的大好时机。作为全国名中医、省政协委员，我对中医药事业的发展振兴提出三点建议。

第一点建议，中医药的发展有一个重要的特点，就是中医中药不能分家，因为中药是中医的物质基础，但是很多中医医生反映，方子都是经典的方子，很奇怪！为何古人的方子往往三五副就能治愈疾病，而现在用同样的方子三五十副也不能解决问题，追究其原因是现在药材的质量出现了问题，疗效当然就大受影响了。古人在制作药材时，从种植时令到采摘季节，以及最后的炮制都有一套讲究的体系，而在现代社会，有些人为了利润，就顾不得这么多规矩了，不仅不分产地时令随意地种植采摘，为了更大的产量，甚至使用各种化学药剂，产量和产值是上来了，但中药的药效却受到了极大的影响。更有甚者，在中药的市场交易时掺假使假，染色增重；将中药的饮片以次充好，制假售假等。2016年年初国家药品监督管理局的一次飞行检查中，我市荷花池中药材专业市场因存在用泥沙增重地龙、土鳖虫的现象而被曝光。由此看来，中医毁于中药并不是骇人听闻！中医即使再好，中药不行，也无法获得令人满意的疗效。如果中药的质量问题不解决好，必将阻碍中医的发展，并且使整个中医药事业遭受损失。因此我建议，第一，明确制定中药材种植、养殖、采集、储存和初加工的技术规范标准，加强对中药材生产流通全过程的质量监督管理。第二，四川省药品监督管理局应将开展中药材、中药饮片的专项整治行动常态化，精准整治制售假劣中药材、中药饮片等违法违规行为，并且加强对中药中农药、重金属、二氧化硫等有害物质的检验检测，防止不合格的中药材流入市场。

第二点建议，中药的炮制是一门很大的学问，屠呦呦能够提炼青蒿素就是因为她从葛洪的《肘后方》的炮制方法中得到了启发。中药的炮制可以最大限度地发挥中药疗效，同时最大限度地降低中药的毒副作用。《黄帝内经》早就讲了"毒药攻邪，五谷为养"，而炮制的目的主要是降低或消除药物的毒副作用。马前子之治风痹，水蛭之破瘀，蜈蚣之祛风，其效卓著，但如果不通过正确的方法炮制，这些佳品都要被西医的化学分析方法打入"冷宫"。令人担忧的是，全国专门从事炮制的工作人员逐渐减少，现存的为数不多的身怀绝技的炮制老药工，对于自己经过长期工作总结出来的炮制方法又秘而不宣，使传统的炮制方法面临失传的局面。虽然早在 2006 年 5 月，中药炮制技术已经被国务院批准列入第一批国家级非物质遗产名录，但相关部门对炮制技术的继承和保护还是不够重视，采取的具体措施还是不够得力，长此以往必将影响中医的发展。因此我建议，第一，四川省中医药管理局应从炮制技术传承人，炮制技术设施、传承方法、扶持政策、资金支持等方面全方位考虑如何抢救中药炮制技术这一国家级非物质遗产。第二，对身怀绝技的炮制老药工要配备助手、提高其生活待遇。第三，对于目前从事炮制工作的专业人员，在职称晋升方面及待遇方面给予照顾。第四，炮制工作的人才培养除了院校培养以外，尤其要注意跟师学习，因为炮制技术的有些经验是只可意会不可言传的，而这些经验恰好是几代老师傅耳口相传继承下来的宝贵财富。

第三点建议，2015 年在四川省两会上我提了《关于中医人才培养的两点建议》的提案，其中提到中医人才的培养把院校教育与师承教育很好地结合起来，同时提到中医院校课程设计应当改革，应增加中医经典著作课程学时所占比例。此次四川省两会我对中医人才培养又有了以下的想法。这来源于中医的成长有几个关键点需要考虑：一是学中医需要有比较深厚的文化修养，因为中医的经典著作都是很深奥的古文，如果没有比较深厚的文化修养，理解起来就很困难。二是学好中医必须要有很强的思辨和感悟能力，否则就不能很好地领悟经典著作，就不可能成为一名好的中医。而深厚的文化修养是有丰富内涵的，要求学中医的人在文、史、哲诸方面应具有扎实的功底，这样的人才容易把中医学好。纵观古今，以医圣张仲景为例，张仲景出生在没落的官僚家庭，其父张宗汉是个读书人，在朝廷做官，由于家庭的特殊条件，张仲景从小就有机会接触很多的文、史、哲典籍，他也笃实好学、博览群书。有一次他从史书上看到扁鹊望诊蔡桓公的故事，对扁鹊的高超医术非常钦佩，从此他对医学产生了浓厚的兴趣，这就为他后来成为一代医学大师奠定了基础。再看近代，四川梓潼县的名医蒲辅周，是我国享誉海内外的著名中医专家。20世纪50年代，北京与石家庄流行乙型脑炎，蒲老的处方挽救了大量的危重患者。周恩来总理称赞蒲老"高明的医生又懂辩证法"。实际上，中医的理论处处充满了哲学的观点，《黄帝内经》包含了最朴素的辩证法，治疗疾病就是解决矛盾，而主要矛盾一旦解决，次要矛盾就迎刃而解了。综上所述，我建议：第一，我们中医人应该加强对中医传统文化的了解，不断加深自己的文化功底，这样在研究中医的经典著作、提升自己的中医理论水平时可以起到相辅相成的作用。第二，从中医人才培养的角度出发，我们能否改变一下多年以来，高考从理科生中招收中医药大学医学院学生的做法，因文科生相较理科生，在文、史、哲方面存在一定优势，记忆力、感悟力、文化功底也要好些，同时较之理科生，其思维方法更偏重于整体观念，更接近中医的思维方法，这一切对于学习中医都是有好处的。近些年有一些中医院校已开始在文科生中招收学生，但比例还不够。以成都中医药大学为例，2016年中医学、针灸推拿、应用心理学、康复学共招收学生3405名，其中理科生2762名，文科生643名，文科生的比例只占总招生人数的约19％。因此四川省教育厅能否试行从2017年开始，包括成都中医药大学及省内其他招收中医专业学生的高校，自主招生，除外药学院的招生，医学院的学生均主要从文科生中招收，若能这样，对于培养我们中医的人才是有好处的，并且是有长远意义的。

（该文为笔者在 2017 年四川省政治协商会议上的提案）

中医应加强对急重症、危重症的治疗

在一般人的认知里，中医是"慢郎中"，只能治疗慢性病或者调理一下身体，实际并非如此。据《中国疫病史鉴》记载，西汉以来的2000多年里，中国先后发生过321次疫病流行，中医在有限的地域和时间内控制住了疫情的蔓延。中国的历史上从来没有出现过西班牙大流感、欧洲黑死病那样引起数千万人死亡的悲剧，也就是说，中医药使中华民族能够在几千年里繁衍生存。新中国成立以后，1956年石家庄市出现乙型脑炎流行，次年北京市出现乙型脑炎流行。著名的泰斗级中医蒲辅周用中药救治了大量的危重患者。2003年非典型肺炎流行，广州中医药大学第一附属医院的医生在中医著名专家邓铁涛的带领下，采用中西医结合的方法治疗了73例非典患者，全部治愈，患者零死亡率，医护人员零感染率，患者零后遗症率。患者平均3.26天退热，平均住院10.14天。这一治疗效果得到世界卫生组织的充分肯定。此次武汉抗疫，中医介入了治疗的全过程。中医在治疗急重症、危重症方面取得了国内外公认的疗效。很多专家认为中西医结合治疗能减缓、阻止重症转危，提高治愈率，降低病死率。以北京中医药大学东方医院对口支援湖北省中西医结合医院时接管的一个病区为例，该病区主要采取中西医结合治疗，其收治新冠肺炎患者103例，其中重型80例，危重型7例（有创机械通气5人），中医参与治疗率100%，最后治疗结果显示，总有效率达到91.95%，取得了良好的临床效果。

在疫情之外，中医治疗急重症、危重症也取得了很好的临床疗效。2002年8月8日，香港凤凰卫视主持人刘海若遭遇车祸100天之后，终于恢复了神志。刘海若因脑外伤从英国转回国内，住进首都医科大学附属宣武医院，当时她已经持续昏迷了很长的时间，并且持续高热，即使已经使用了顶级抗生素类药物，仍不能退热。当时中医会诊，诊断为"热入心包"，采用清热解毒、活血化瘀、醒脑开窍的治法，将安宫牛黄丸用水化开，通过鼻饲管送入胃中。患者一共用了七丸安宫牛黄丸，随后的药物治疗均以中药汤药、中成药为主。经过一段时间的治疗，刘海若终于热退并逐渐苏醒，最后康复。

肺间质纤维化采用中医治疗也有良好的效果。肺间质纤维化患者在中晚期因肺的通气功能与弥散功能障碍导致严重的呼吸窘迫症状时，采用中医治疗是有一定的临床效果的。作为研究呼吸系统疾病的中医医生，我多次到四川大学华西医院 ICU 为这类患者会诊，通过辨证施治开出中药煎剂，再配以中成药黑锡丹，一般能起到缓解患者临床症状的作用。

综上所述，中医中药是能够治疗急危重症的。因此，为了应对今后有可能发生的大型公共卫生事件，为了使中医药在大的疫情到来之时，在治疗急重症、危重症方面能够发挥更大的作用，我提出三点建议。

第一，从中医经典著作及古籍中深入挖掘、整理出更多有效的方剂和药物并加以创新。

在 2020 年武汉抗疫的过程中，国家卫建委和国家中医药管理局印发的《新型冠状病毒肺炎诊疗方案（试行第七版）》推荐治疗轻型、普通型、重型、危重型患者的一个通用方——清肺排毒汤，就是由张仲景《伤寒杂病论》中的麻杏石甘汤、射干麻黄汤、小柴胡汤、五苓散等加减组成的共 21 味药的方剂。受这一经验的启发，我们要对张仲景的《伤寒杂病论》、叶天士的《温热论》、吴又可的《瘟疫论》等及葛洪的《肘后备急方》等经典著作进行更加深入的研究、挖掘、整理，这样才能发现更多更好的治疗急重症、危重症的，疗效突出的方剂和药物，并进一步实现方剂和中药的创新。被国家药监局批准为治疗新型冠状病毒肺炎重型、危重型因感染诱发的全身炎症反应综合征和多器官衰竭的"血必净"注射液就是一种创新。"血必净"的主要成分是红花、赤芍、川芎、丹参、当归等活血化瘀的药物，没有用一味清热解毒的药物，配方参考了现代药理研究结果，即活血化瘀药能改善微循环，促进炎症的吸收。由此可见，我们必须在中医方剂和药物上不断努力、不断探索，才能使中医的方剂和药物在今后的抗疫及治疗急重症、危重症患者方面发挥更大的作用。

第二，加强中医治疗急重症、危重症人才队伍的建设。

首先，我们的中医院校课程设置应增加本科生经典著作尤其是温病学的教学课时，为培养更多更好的治疗急重症、危重症的人才打好基础。其次，就是扩大温病学研究生的招生比例，尤其是扩大温病学博士研究生的招生比例，由此培养出更多的能刻苦钻研、勇于探索的，治疗急重症、危重症的高素质中医专业人才；同时在国家层面要长期保留治疗急重症、危重症的国家队，在大的疫情到来之时能够闻令即动，招之能战，战之能胜。

第三，着力研发治疗急重症、危重症疗效确切的新型中成药，同时恢复传统治疗急重症、危重症的中成药的生产。

在武汉抗疫"三药三方"的基础上，应加大力度研发生产治疗急重症、危重症的新型中成药，这样才能避免大的疫情到来之时出现"巧妇难为无米之炊"的现象。同时应该恢复传统治疗急重症、危重症的中成药的生产，尤其是要恢复"温病三宝"——安宫牛黄丸、紫雪丹、至宝丹的生产。目前市面上包括一些知名大药房都难以买到这类疗效确切的中成药了。黑锡丹近些年已经基本断货了。"温病三宝"中的安宫牛黄丸价格较贵，而紫雪丹一瓶才二十几元，是价格偏低而厂家不愿生产吗？这就不得而知了，但从治疗急重症、危重症，挽救患者生命的角度来考虑，生产厂家还是应该恢复这类中成药的生产。

（该文是作者在 2021 年四川省政治协商会议上的提案，该提案已被中共中央宣传部"学习强国"等众多媒体报道）

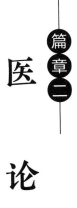

篇章二

医论

从 "少火生气" 谈温阳药的临床运用

《素问·阴阳应象大论》指出:"壮火之气衰,少火之气壮。壮火食气,气食少火。壮火散气,少火生气。"中医临床上在治疗一些疑难病症时,要选用温肾阳之药。根据"少火生气"的观点,合理地选用温肾阳的药物,能够起到较好的临床效果,就此论述于下。

第一,临床的一些疑难病及慢性病需用温肾阳之药,患者服药又需要假以时日,若用附片、肉桂之品,则"易壮火散气",久用则易上火,患者也不能接受,若根据"少火生气"的观点,选用补骨脂、淫羊藿、巴戟天、葫芦巴、菟丝子等温肾又不过燥之品,则使"少火之气壮"而达到"少火生气"的目的。这样既能起到温补肾阳的作用,患者也能久服之。

第二,根据明代张景岳"善补阳者必于阴中求阳,则阳得阴助而生化无穷,善补阴者必于阳中求阴,则阴得阳生而泉源不竭"的理论,临床上选用上述温肾不燥之品之后还应配上熟地黄、山药、山茱萸、女贞子、旱莲草等补肾阴之药,如此阴中求阳,则温补肾阳的效果更佳。

例如,余治疗肺间质纤维化,因该病患者肺的通气功能以及弥散功能均降低,患者均可见胸闷气紧,咳痰不利,尤其可见吸少呼多,气喘不足以息等肾不纳气之状。如果辨证为痰热闭于上,肾阳亏于下,余则用定喘汤加温肾纳气固本之药,一般用药如下:紫苏子、京半夏、桑白皮、黄芩、炙麻绒、白果、杏仁、生甘草、款冬花、补骨脂、巴戟天、淫羊藿、菟丝子、熟地黄等,药后患者症状均能缓解。如果辨证为上盛下虚,痰涎上壅于肺,肾阳虚衰于下,余则用苏子降气汤加温肾纳气固本之药,一般用药如下:紫苏子、陈皮、京半夏、当归、前胡、肉桂、厚朴、沉香(冲服)、生姜、炙甘草、补骨脂、巴戟天、淫羊藿、胡芦巴、菟丝子、熟地黄、山药、山茱萸等，药后患者病情也能得缓解。

余临证多年，遇到一些疑难病需用温肾药治疗时，均根据"少火生气"的观点，选用温肾而不燥之品，均能取得较好的临床效果。

对 "魄门亦为五脏使" 的理解及临床运用

"魄门亦为五脏使"语出《素问·五脏别论》："魄门亦为五脏使，水谷不得久藏。""魄门亦为五脏使"是指魄门的启闭功能受五脏之气的调节，而其启闭正常与否又影响着脏腑气机的升降。

具体地讲，魄门的开闭，大便的排泄有赖于心神的主宰，肺气的宣降，脾气的升提，肝气的条达及肾气的固摄。其与五脏在生理上病理上密切相关。这一理论，对于疾病的诊断与治疗有重要的指导意义。

《素问·五脏别论》指出："凡治病必察其下，适其脉，观其志意，与其病也。"强调在治疗疾病时，必须注意观察患者二便的变化，通过二便的变化判断疾病的虚实，推测病情的吉凶。《素问·通评虚实论》中有："黄帝曰：余闻虚实以决死生，愿闻其情。岐伯曰：五实死，五虚死。黄帝曰：愿闻五实五虚。岐伯曰：脉盛，皮热，腹胀，前后不通，闷瞀，此谓五实。脉细，皮寒，气少，泄利前后，饮食不入，此谓五虚。帝曰：其时有生者何也？岐伯曰：浆粥入胃，泄注止，则虚者活。身汗，得后利，则实者活。此其候也。"

余临证受"魄门亦为五脏使"的启发，治疗一些疑难病症取得佳效，爰举病案两例以为佐证。

一、案例一

1991 年 6 月 21 日，鼓楼南街某大院几位居民前来医院告知，邻居76 岁的邓太婆患肺间质纤维化，已经喘不过气了，送进医院医生束手无策，患者病情危急，希望我能出诊，看能否救活邓太婆。我当时蹬着一辆自行车，急匆匆地就跟去了。老人躺在床上，张着嘴大口大口地喘气，那口气仿佛随时都可能突然断掉。一把脉，老人六脉细如线，一问病情，家属告知已腹泻三天，近两天很难进食。我立即开了理中汤加味，药用：红参30克，炮姜10克，白术20克，炙甘草6克，补骨脂20克，煨葛根10克。2剂，水煎服。并告知太婆的家人："服了中药后如果明后天能半坐起来喝点稀饭，腹泻能止，老太太就有一点希望了。"三天后，邓太婆的邻居来医院告知："邓太婆坐起来了，能喝稀饭了，也没有拉肚子了。"我闻之立即感到，那两剂中药有效！我立即又前往鼓楼南街为老太太开了处方，老太太居然能正常呼吸了。此后我再坚持给老太太治疗肺间质纤维化。通过中医的治疗，老太太的生命被延续了11年，后因突发脑血管意外去世。

二、案例二

2009年7月，我院某医生的哥哥因脑梗死入市二医院ICU抢救，西医采用缓解脑水肿、抗凝、溶栓等方法治疗，患者仍昏迷不醒。我受邀会诊，得知患者已三天未解大便，我立即开出抵当汤合己椒苈黄丸的方子，药用：水蛭10克，虻虫10克，桃仁10克，生大黄10克（后下），防己10克，椒目10克，葶苈子10克。1剂，水煎服。患者服药后第二天，大便解出，病情逐渐好转。患者后转入市三医院进行康复治疗，我又受邀为其用中药进行调理，半年后患者完全康复。

内经理论临床运用举隅

余常告诫学生，《黄帝内经》乃中医理论之源头，内蕴丰富的宝藏，其中重要的经文应烂熟于心，临证时方可信手拈来。其常使医者茅塞顿开，对疑难病症开出效如桴鼓之方。爰举病案三例，以资佐证。

一、案例一

2015年春，余治一16岁女学生，患者因学习压力大，连续数月烦躁不安，夜不能寐，来诊时已休学在家。家长述带之四处求医，中西药已遍尝，效果不佳。察前处方有黄连温胆汤、栀豉汤、天王补心丹之类，余首诊开方后患者复诊效也不佳。复诊时其母补充道，其女近月有一怪现象，即人多之处必要唱歌，电梯人多时也要唱歌。余突然忆起，《素问·阴阳应象大论》有"肝，在声为呼；心，在声为笑；脾，在声为歌；肺，在声为哭；肾，在声为呻"。再细问他症，家人说其女口中有异味，察其舌，苔薄黄腻，诊其脉，右关脉濡数。余立即开出钱乙《小儿药证直诀》之泻黄散，药用：南藿香10克，防风10克，生石膏30克，焦栀子10克，生甘草3克。3剂，水煎服，1日1剂。三日后患者来诊，其母告知患者服两剂药后未再唱歌。效不更方，前方加百合20克、生地黄10克，再进五剂。药后患者心烦除，夜能寐，已返校上课。前年其母来医院欣喜告知，其女已考上某师范大学。

二、案例二

2016年冬，余治一45岁中年女性赵某某，患者反复口干舌燥1年余，查血糖尿糖均正常。西医按干燥综合征治疗，效果不佳，在别处已服数月中药，有辨为肺胃阴虚的、肝肾阴虚的，有按瘀血治疗的，效均不显。余接诊时细问病情，得知患者口干舌燥却不欲饮，月经前后尚有下肢肿，小便不利。察其舌，舌质淡，苔薄白腻，舌边有齿印，切其脉，六脉沉细，左尺脉尤甚。余忆及《素问·脏气法时论》有"肾苦燥，急食辛以润之"，将患者辨为肾阳不足，膀胱气化功能失常，津液不能正常输布所致，方选真武汤加细辛，药用：制附片 30 克（先煎 1 小时），白芍 10 克，茯苓 20 克，白术 20 克，生姜三片（自加）、北细辛 3 克。3 剂，水煎服，1 日 1 剂。三天后患者复诊，自述药后口干舌燥已消失，此次月经后两天下肢也未肿，小便也通畅。余用真武汤加细辛再加益母草 15 克、红泽兰 15 克，3 剂，以巩固疗效。患者数月后以他病来诊时告知，前病已愈。

三、案例三

2018 年夏，余治一 51 岁本院家属男性刘某某，患者面瘫 1 个月余，西医已给予抗病毒、营养神经治疗，中医治疗已用针灸，并服汤药，处方多为牵正散、大秦艽汤加味等。余接诊时，患者症状改变轻微。余望其面容，显油腻，问其症，有口苦、咳嗽，痰黄稠，舌质微红，切其脉濡数。忆起《素问·生气通天论》有云："湿热不攘，大筋软短，小筋弛长，软短为拘，弛长为痿。"该患者显属湿热之邪阻滞筋脉，导致气血不能通达，致筋失所养。余开出分消三焦湿热之甘露消毒丹，药用：藿香 10 克，石菖蒲 10 克，白蔻仁 10 克（后下），黄芩 10 克，连翘 10 克，射干 10 克，茵陈 20 克，滑石 10 克，木通 10 克，薄荷 10 克（后下），浙贝母 30 克。3 剂，水煎服，1 日 1 剂。患者三天后复诊，自感症有缓解，效不更方，再于前方加路路通 20 克、鸡血藤 30 克，5 剂，水煎服，1 服 1 剂。患者再诊时面瘫已明显好转，再于前方加木香 10 克，再进 5 剂，患者面瘫痊愈。

从"四季脾旺不受邪，即勿补之"谈提高小儿的免疫力

《金匮要略·脏腑经络先后病脉证第一》指出："见肝之病，知肝传脾，当先实脾，四季脾旺不受邪，即勿补之。"余多年前读此经文，从"四季脾旺不受邪，即勿补之"之中悟出，脾胃功能强健了是可以抵御外邪侵入的，同时补土可以生金，调理好了脾胃也可以提高肺的卫外功能，再者脾为后天之本，肾为先天之本，脾胃健运了，肾的功能也可以提高，如此则能达到提高人体免疫功能的目的。余联想到小儿之体为稚阴稚阳之体，抵御外邪的能力较差，许多小儿稍受外邪则易发烧、咳嗽。尤其是小儿支气管哮喘的患者，每次发作时气急、咳嗽明显，西医的抗炎、解痉、平喘能使患儿发作期的症状得到控制，但因小儿免疫功能差，过不了多久，又因感冒诱发哮喘，西医又用基本同类的药，如此反复，不仅患儿哮喘难以根治，由于反复使用抗生素等，还使患儿免疫功能更加低下。中医治疗哮喘有"发作期治肺，缓解期治肾"之说。但小儿为纯阳之体，难以长期接受补肾温肾之药。余受"四季脾旺不受邪"的启发，在小儿支气管哮喘缓解期采用参苓白术散治之，药用：党参15克，茯苓10克，白术10克，炙甘草6克，桔梗10克，陈皮10克，莲米15克，山药15克，扁豆15克，薏苡仁15克，砂仁10克（后下）。水煎服。患儿坚持服药一段时间后，能强健脾胃功能，同时补土可以生金，补后天可以养先天，这样肺的功能也强健了，肾的功能也强健了，患儿免疫功能也提高了，从此患儿感冒减少，哮喘发作次数也随之减少，众多患儿纳食增加，面色转润。此后再假以时日，肺脾同治，可使较多的小儿支气管哮喘患者得到支气管哮喘的临床治愈。

小议"治上焦如羽，非轻不举"

吴鞠通在《温病条辨》中指出"治上焦如羽，非轻不举"，余治呼吸系统疾患受其影响，有如下之见。

余治咳嗽如温燥犯肺喜用桑杏汤，风痰闭肺喜用止嗽散，气喘痰热闭肺证喜用定喘汤。上述诸方运用时均不加收涩止咳及重镇平喘之品如诃子、五味子、煅磁石等，意在祛除邪气而恢复肺的宣发肃降功能。

无论治咳或治喘，均在辨证施治的处方中加入枳壳、桔梗、僵蚕、蝉蜕、郁金、降香三对药，其中枳壳、桔梗、郁金、降香取自吴鞠通《温病条辨》三香汤方，其意思是外邪由上焦而来，其机尚浅，还使邪从上焦去，故用枳壳、桔梗微苦微辛开上，郁金、降香化上焦之秽浊而开郁，再合僵蚕、蝉蜕轻清走上而驱外邪，也合《黄帝内经》"因其轻而扬之"之意，如此运用，不论是止咳还是治喘都能增强主方的临床效果。

浅谈经方的临床运用

仲景经方历 1700 年，临床屡试不爽。若能灵活用之，其效更佳。择临床验案数则，以求证于同道。

一、经方径投，直捣病巢

2010 年春治一 36 岁女性患者。患者患慢性浅表性胃炎，幽门螺杆菌（Hp）阳性多年，首诊出示前医处方为半夏泻心汤加味，患者述服药前三剂，脘痞、欲呕、便溏均有好转。但最近出现腹中痛伴呕吐，再用前方则效果不显。余细细辨证后将前方黄芩易桂枝，加大黄连剂量，嘱服三剂。患者复诊时欣喜告曰，仅服前方一剂则腹不痛，呕吐若失，胃纳也好转。余带教之学生不解其故，问曰：为何一味药之变，则效果大相径庭？余告知曰：半夏泻心汤属寒热错杂于中的呕利痞，而患者就诊时中医辨证应为上热下寒证。《伤寒论》173 条指出，"伤寒，胸中有热，胃中有邪气，腹中痛，欲呕吐者，黄连汤主之"。黄连汤用黄连清上热，桂枝交通上下阴阳，辨证准确，故能取效。学生听后，顿有所悟。

二、经方合用，切中复杂病机

2012 年冬治一 79 岁老年男性患者。患者反复眩晕欲呕一周余，西医诊断为美尼尔综合征（耳源性眩晕），已服西药。就诊时仍视物旋转，晕则欲呕，时呕吐清水，脘痞，舌质淡，苔白滑，六脉细弦。余辨证为胃虚痰阻，水饮上泛。方选旋覆代赭汤合泽泻汤治之，药用：旋覆花

10克，代赭石30克（包煎），党参15克，京半夏10克，生姜三片（自加），大枣10克，炙甘草6克，泽泻20克。3剂，水煎，1日1剂。患者服药后一剂知，二剂愈，后以香砂六君子汤善其后。病未再发。

三、经方用其意，疗效更佳

2015年冬治一52岁女性患者。患者患类风湿关节炎数载，已经西医激素治疗，中药已遍尝四妙散、中焦宣痹汤等，效果欠佳。患者首诊时消瘦，关节痛以手指关节痛为甚，时有灼热感。忆及《金匮要略》有桂枝芍药知母汤祛风除湿、通阳散寒，佐以清热，予此证甚为恰当，但时下应以止痛为要，遂取其方意，将方中附片易为川乌，药用：制川乌30克（先煎1小时），桂枝10克，白芍20克，麻黄10克，白术10克，知母10克，防风10克。投3剂试之。患者复诊述手指关节痛好转。效不更方，前方加乌梢蛇30克，再进五剂。此后患者以上方加减服二十余剂，关节痛已微。据《黄帝内经》有训"大毒治病，十去其六"，故改前方为当归四逆汤加知母以善其后。

古方新用举隅

　　余在临证中常将一些专科的有名古方移治内科杂病，取得较好的临床效果，现录之以求证于同道。

一、阳和汤治疗慢性阻塞性肺疾病

　　阳和汤是王洪绪《外科证治全生集》治疗阴疽的名方，该方具有温阳补血、散寒通滞之功效。慢性阻塞性肺疾病病程久，患者多表现出气紧、心累、动则尤甚、痰闭难咯等症状，用阳和汤开肺化痰、散寒通滞常能取得满意的临床效果。爰举病案一例，以资佐证。

　　2011 年冬，余治一 65 岁男性赵某某，患者初诊述患慢性阻塞性肺疾病已经十余年，1 个月前因感冒致肺部感染，导致病情加重，住某医院呼吸内科治疗两周后出院。现症：仍气紧、心累，动则尤甚，胸部闷痛，时有咳嗽，痰白稠难咯，下肢无力有冷感，饮食欠佳，夜尿多，口中和，舌质淡，苔白腻，六脉沉滞。选苏子降气汤加味予服，5 剂，水煎服，1 日 1 剂。患者复诊述：气紧、心累仍在，遂改用阳和汤加味治之，药用：熟地黄 20 克，炮姜 10 克，上肉桂 10 克，炒麻黄 10 克，老鹿角 30 克（先煎 30 分钟），白芥子 10 克，炙甘草 6 克，补骨脂 20 克，上沉香 3 克（冲服）。5 剂，水煎服，1 日 1 剂。患者再诊谓药后气紧、心累明显好转，夜尿减少，下肢无力有冷感也有好转。效不更方，前方加巴戟天 20 克，再进五剂。此后患者以阳和汤加减服药 1 个月余，病情稳定，停服煎剂以丸药调理。

二、易黄汤治疗蛋白尿

易黄汤是傅山《傅青主女科》治疗肾虚湿热黄带的名方，该方具有固肾止带、清热祛湿之功效。余临床治疗慢性肾功能不全、慢性肾小球肾炎等疾病出现尿中蛋白尿久而难消时，考虑到易黄汤有很好地分清泌浊的功效，故将该方加入辨证施治的方中，常能取得较好的临床效果。爰举病案一例，以资佐证

2015年春，余治一12岁男性患儿。初诊家长述患儿患慢性肾小球肾炎已三年余，经中西医治疗他症有好转，但尿常规检查显示蛋白尿一直不消。刻诊：患儿面色欠润，纳食欠佳，喜饮水，口有异味，舌质略红，六脉细数。查尿常规示：尿蛋白阳性（＋＋）。投以六味地黄丸加味治之，5剂，水煎服，1日1剂。患儿复诊症状仍在，查尿常规示尿蛋白仍阳性（＋＋），遂在前方中加入易黄汤，药用：熟地黄10克，山药30克，炙枣皮20克，茯苓20克，丹皮10克，泽泻10克，白果30克，芡实30克，盐黄柏10克，车前仁10克，女贞子20克，旱莲草20克，盐杜仲20克，鸡内金30克，木香10克。5剂，水煎，1日1剂。患儿再诊，查尿常规示尿蛋白阳性（＋），面色转润，纳食增加，嘱前方再进五剂，此后患儿以上方加减服药近两个月，尿常规检查示尿蛋白已全消，余症也除。遂改煎剂为丸剂，以巩固疗效。

肺间质纤维化的中医辨治探讨

　　肺间质纤维化是呼吸系统难治性疾病之一，西医用激素与免疫抑制剂治疗效果欠理想。中医的辨证施治能够有效地缓解该病的临床症状，提高患者的生存率及生活质量。

一、气急干咳期：治应轻宣灵动

　　肺间质纤维化早期患者常以憋闷性干咳为其主症，此类咳嗽用常规止咳的西药或激素（强的松）等均难以缓解。中医治疗咳嗽有其独到的优势，根据清代吴鞠通"治上焦如羽，非轻不举"的观点，余采用轻宣灵动的治疗方法，常可取得满意的临床效果。

（一）轻润宣肺法的运用

　　肺间质纤维化患者临床常见剧烈干咳、咽干口燥、痰少难咯、消瘦，舌质红，脉细弦数。憋闷性干咳严重地困扰着肺间质纤维化患者。中医辨证此乃燥邪伤肺，应治以轻润宣肺，方选桑杏汤加减，药用：桑叶、杏仁、炒栀子、南沙参、浙贝母、淡豆豉、地龙、全蝎、蜜白前、僵蚕、蝉蜕、丝瓜络、生甘草。上方加梨皮、冰糖为引，若咳甚欲呕可加枇杷叶，药后痰能咯出加蜜紫菀。用桑杏汤加减易方数次后患者咳嗽能得到明显的缓解，咳嗽缓解后前方再加入丹参、莪术。丹参、莪术活血化瘀，软坚散结，有改善肺间质纤维化患者肺部通气功能、弥散功能障碍之功。

（二）温润平和法的运用

肺间质纤维化患者临床常见剧烈干咳，伴喉痒明显、涎痰难咯、口中异味或言语稍多则咳嗽加剧，苔薄白，舌质淡，脉浮紧或弦紧。此乃风痰闭肺，治应疏风化痰宣肺，方选止嗽散加减。止嗽散是清代程国彭《医学心悟》中的名方，原书指出："本方不寒不热，温润平和，温而不燥。润而不腻，既无攻击过当之虞，大有启门驱贼之势，是以客邪易散，肺气安宁。"药用：荆芥、陈皮、紫菀、白前、百部、桔梗、地龙、全蝎、丝瓜络、僵蚕、蝉蜕、生甘草。气紧明显可加三拗汤。用止嗽散加减易方数次后患者咳嗽能得到缓解，咳嗽缓解后前方再加入丹参、莪术。

二、迁延期：虚实寒热兼顾温肾固本

肺间质纤维化迁延期的患者肺部听诊有湿啰音或捻发音，同时因肺的通气功能障碍以及弥散功能降低，患者可见胸闷气紧、咳嗽不利，尤其可见动则气紧、心累加重。西医用激素类药物及支气管扩张剂效果欠佳，此时余使用中医温肾固本为主，兼顾虚实寒热，即根据《黄帝内经》"少火生气"的理论施以温肾而不燥的补骨脂、巴戟天、淫羊藿、胡芦巴、菟丝子等常能取得满意的临床效果。若患者血氧饱和度低，胸闷痛明显，根据《金匮要略·五脏风寒积聚病脉证并治第十一》第七条："肝着，其人常欲蹈其胸上，先未苦时，但欲饮热，旋覆花汤主之。"可加入旋覆花汤，通降结合，斡旋气机。

（一）化痰清热开肺，温肾纳气固本法的运用

肺间质纤维化迁延期的患者见胸闷气紧，痰黄稠不利，动则心累、气累，下肢软弱，畏冷，极易感冒，苔腻微黄，舌质淡，脉沉细或濡数而重取无力，病机为痰热闭于上，肾阳亏于下，应治以化痰清热开肺，温肾纳气固本，方选定喘汤加减，药用：紫苏子、京半夏、桑白皮、黄芩、炙麻绒、白果、杏仁、款冬花、地龙、全蝎（研粉吞服）、补骨脂、

巴戟天、淫羊藿、胡芦巴、菟丝子。若有咽痛，痰欠利可加青黛（包煎）、浙贝母、蛤粉，若脘腹胀闷可加厚朴、上沉香（冲服），嘱患者坚持服药，守方加减，能使气紧、心累等症逐渐缓解，激素可减量，也可逐渐停用氨茶碱与沙丁胺醇（舒喘灵）。

（二）降气疏壅、祛痰止咳、温肾纳气固本法的运用

患者多见痰涎壅盛，胸膈满闷，动则气紧、心累，咽喉不利，腰痛脚弱，下肢水肿，舌苔白滑或白腻，脉沉弦，病机为上盛下虚，痰涎上壅于肺，肾阳虚衰于下。治以降气平喘，化痰疏壅，温肾纳气，方选苏子降气加减，药用：紫苏子、陈皮、半夏、当归、前胡、上肉桂、厚朴、上沉香（冲服）、生姜、甘草、补骨脂、巴戟天、淫羊藿、胡芦巴、菟丝子、地龙、全蝎（研粉吞服）。若气虚明显可加人参以益气，若下肢水肿明显可加黄芪、汉防己以补气利水。患者坚持服药，守方加减，能使痰涎壅盛，胸膈满闷，动则气紧、心累等症状缓解，减少激素用量，生活质量也会有所改善。

三、晚期：补肾纳气治本

肺间质纤维化晚期的患者多出现以低氧血症为主的呼吸衰竭，患者可见面色㿠白，呼吸气促，动则尤甚，全天吸氧，咳嗽涎痰不利，行走困难，纳呆，腰膝酸软，下肢畏冷，夜尿多，舌质淡，苔白滑，脉沉细，此属肺肾两虚，水泛为痰，而以肾不纳气为主。治以补肾纳气，益肺化痰，方选金水六君煎加减，药用：熟地黄、当归、陈皮、半夏、茯苓、甘草、人参、蛤蚧（去头足，研粉吞服）、补骨脂、巴戟天、淫羊藿、胡芦巴、菟丝子、胡桃肉。根据患者具体症状守方加减，嘱其坚持服药，同时可服用：人参、蛤蚧、川贝粉、丹参、冬虫夏草（适量）。服法：研粉入胶囊，适量服用。如此可使患者临床症状缓解，减少因感冒而诱发的肺部感染，患者生活质量也有所提高。

四、病案举例

(一) 病案一

刘某某,女,56岁。2012年6月25日初诊,患肺间质纤维化、肺大泡形成2年余。一个月前因肺部感染,于某医院住院治疗20余天,经西医抗感染等治疗后出院,目前咳嗽仍剧烈,以憋闷性干咳为主,咽干口燥,饮食尚可,夜间因咳而难以入眠,大便略燥结,舌质红,苔薄黄,脉细弦。中医辨证:燥邪伤肺。治以清润宣肺,方选桑杏汤加减,药用:冬桑叶10克,杏仁10克,炒栀子10克,南沙参30克,浙贝母30克,淡豆豉30克,僵蚕10克,蝉蜕10克,郁金10克,降香10克,桔梗10克,枳壳10克,蜜炙白前10克,射干10克,地龙10克,全蝎6克,丝瓜络10克。加梨皮、冰糖为引,3剂,水煎,1日1剂。

患者6月29日二诊,述药后咳减,以能咯出白涎痰,余症尚可,前方加蜜炙紫菀10克,5剂,水煎,1日1剂。

患者7月6日三诊,述药后咳嗽明显好转,前方加丹参20克、莪术10克,5剂,水煎,1日1剂。

患者7月13日四诊,咳嗽更减,夜已能寐。至后以前方为基础加减服药半年余,患者强的松减为每日2.5毫克。CT检查:肺间质纤维化已有部分吸收,生活质量也有所改善。遂停服煎剂,改为丸药调理。随访至今,患者病情稳定。

(二) 病案二

宋某某,男,61岁。2015年8月11日初诊,患肺间质纤维化1年余,已服吡非尼酮3个月,近1个月因饮食不慎致咳嗽加剧,西医已予抗炎、止咳治疗。刻诊:患者剧烈咳嗽,痰少难咯,喉痒明显,咳嗽则气紧,口不渴,消瘦,饮食欠佳,胃脘略胀,苔薄白,舌质淡,脉濡缓。中医辨证:风痰闭肺。治以疏风化痰宣肺,方选止嗽散加减,药用:荆芥10克,陈皮10克,紫菀10克,百部10克,蜜炙白前10克,桔梗 10 克，枳壳 10 克，郁金 10 克，降香 10 克，僵蚕 10 克，蝉蜕 10 克，制麻绒 10 克，杏仁 10 克，地龙 10 克，全蝎 6 克，射干 10 克，生甘草 3 克。3 剂，水煎，1 日 1 剂。

患者 8 月 15 日二诊，药后咳减，已能咯出白泡状痰，气紧也好转，前方加肺筋草 10 克、丝瓜络 10 克，5 剂，水煎，1 日 1 剂。

患者 8 月 21 日三诊，述药后咳嗽好转，略有便秘，前方加瓜蒌仁 30 克，水煎，1 日 1 剂。

患者 8 月 27 日四诊，咳嗽明显好转，饮食增加，前方加丹参 20 克、莪术 10 克，5 剂，水煎，1 日 1 剂。

患者 9 月 2 日五诊，咳嗽已微，略有气紧，体重增加，之后以前方为基础加减服药 4 个月余，咳嗽平稳，遂停服煎剂，改用丸药调理，随访至今病情稳定。

（三）病案三

赵某某，男，56 岁。患肺间质纤维化 2 年余，服用强的松每日 20mg，并服用氨茶碱与舒喘灵，每天吸氧 7～8 小时，1 个月前因肺部感染，入某医院呼吸内科治疗，经西医抗感染治疗之后，病情缓解而出院。刻诊：患者气紧、心累，胸闷痛，动则气紧、心累加重，吐黄稠痰欠利，口微渴，下肢无力且畏冷，夜尿多，舌质淡，苔微黄腻，右脉濡数，左尺脉沉细无力。中医辨证：痰热闭于上，肾阳亏于下。治以化痰清热开肺，温肾纳气治本。方选定喘汤加味，药用：紫苏子 10 克，京半夏 10 克，桑白皮 10 克，黄芩 10 克，炙麻绒 10 克，白果 30 克，杏仁 10 克，款冬花 10 克，地龙 10 克，全蝎 6 克（研粉吞服），补骨脂 10 克，巴戟天 10 克，淫羊藿 10 克，青黛 10 克（布包），浙贝母 10 克，蛤粉 20 克。5 剂，水煎，1 日 1 剂。

患者 3 月 15 日二诊，述药后气紧、心累有减轻，仍感胸闷痛，常自用手锤胸部，于前方中加旋覆花 10 克、茜草 10 克、川红花 10 克、葱白 3 节（自加），5 剂，水煎，1 日 1 剂。

患者 3 月 22 日三诊，药后胸闷痛减轻，纳差，食后脘腹胀闷，前方加厚朴 10 克、炒建曲 20 克、上沉香 3 克（冲服），5 剂，水煎，1 日 1 剂。

患者 3 月 29 日四诊，述药后气紧、动则心累有明显好转，胸闷痛也减，饮食增加，夜尿减少，前方加菟丝子 20 克，5 剂，水煎，1 日 1 剂。之后患者又以前方坚持服药半年余，强的松减为每日 2.5mg，已停服氨茶碱与舒喘灵，每日吸氧的时间也减少。遂停服煎剂，改用丸药调理，随访至今，患者病情稳定。

（四）病案四

刘某某，女，72 岁。患肺间质纤维化 2 年余，用强的松每日 20mg，同时服用氨茶碱与舒喘灵，每日吸氧 9～10 小时。2017 年 3 月 25 日初诊，患者带氧气来诊，可见痰涎壅盛，胸膈满闷，动则气紧、心累，咽喉不利，腰痛脚弱，下肢水肿，夜尿多，纳差，舌质淡，舌边有齿印，舌苔白滑，脉沉弦，左尺脉细弱。中医辨证：上盛下虚，痰涎上壅于肺，肾阳虚衰于下，治以降气平喘，化痰疏壅，温肾纳气。方选苏子降气汤加减，药用：紫苏子 10 克，陈皮 10 克，京半夏 10 克，当归 10 克，前胡 10 克，上肉桂 10 克，厚朴 10 克，上沉香 3 克（冲服），生姜三片（自加），补骨脂 20 克，巴戟天 20 克，淫羊藿 20 克，胡芦巴 20 克，菟丝子 20 克，西洋参 30 克（另煎），炙黄芪 30 克，汉防己 10 克。5 剂，水煎，1 日 1 剂。

患者 4 月 1 日二诊，述药后症减，前方加葶苈子 10 克、大枣 10 克，5 剂，水煎，1 日 1 剂。

患者 4 月 8 日三诊，气紧、心累有明显好转，下肢水肿有减，纳食仍差，前方加砂仁 10 克（后下）、炒建曲 20 克，5 剂，水煎，1 日 1 剂。之后患者坚持以上方治疗半年余，强的松减为每日 2.5 毫克，已停服氨茶碱与舒喘灵，每日吸氧的时间也减少。遂停服煎剂，改用丸药调理，随访至今，患者病情稳定。

（五）病案五

朱某某，男，76 岁。患肺间质纤维化 3 年余，已经过西医激素及免疫抑制剂的治疗，疗效欠佳，患者全天吸氧。2019 年 8 月 3 日初诊，患者带氧气来诊，可见消瘦，杵状指，面色㿠白，呼吸气促，动则尤甚，时有咳嗽，咯痰不利，行走需人扶持，纳差，下肢畏冷，舌质淡，苔白滑，六脉沉细。中医辨证此属肺肾两虚，水泛为痰，而以肾不纳气为主，治以补肾纳气，益肺化痰，方选金水六君煎加减，药用：熟地黄10克，当归10克，陈皮10克，京半夏10克，茯苓20克，炙甘草6克，西洋参30克（另煎），蛤蚧1对（去头足，研粉冲服），补骨脂20克，巴戟天20克，淫羊藿20克，胡芦巴20克，菟丝子20克，胡桃肉（适量，自加），苏木10克。5剂，水煎，1日1剂。

患者8月10日二诊，述药后症稍减，前方加木香10克以取静中有动之意，5剂，水煎，1日1剂。

患者8月16日三诊，述服药后呼吸气促有好转，痰能咯出，饮食增加，前方再进5剂，同时将红参、蛤蚧、川贝、丹参、冬虫夏草适量，研粉入胶囊，嘱患者每日早餐后半小时，温开水送服一粒。

患者8月23日四诊，呼吸气促有明显好转，面色转润，每日吸氧的时间减少，已能在住家附近行走，前方加炙黄芪20克，5剂，仍配服胶囊。目前，该患者仍在治疗之中，病情稳定。

五、结语

其一，对于肺间质纤维化的治疗，应该争取时间，控制病情发展，改善症状，提高患者生存质量。肺间质纤维化的憋闷性干咳是该病难治性主症之一，中医治病尤贵辨证施治，因遵吴鞠通"治上焦如羽，非轻不举"的观点，选用轻宣灵动之法而达到四两拨千斤之效。尤其是该病早期大部分是肺泡炎症和部分纤维化并存，而肺泡炎症是可逆转的，故方中加入地龙、全蝎，除了解痉挛止咳以外，更重要的是配合丹参、莪术活血软坚，这对于肺泡炎症所致分泌物的吸收是大有好处的。同时丹参、莪术活血软坚也有利于改善肺间质纤维化患者肺部通气功能与弥散功能障碍。

其二，迁延期的治疗突出辨证施治，寒热虚实标本兼顾，尤重内经之训："壮火之气衰，少火之气壮。壮火食气，气食少火。壮火散气，少火生气。"因治疗该病与治疗其他难治性疾病一样，需要经历一个过程，温肾固本选用"少火生气"温而不燥的补骨脂、巴戟天、淫羊藿、胡芦巴等，既能治疗肾不纳气所致的气短心累，动则尤甚等症状，同时患者也能久服，这对于缓解患者的临床症状及提高患者的免疫力都是有好处的。

其三，晚期患者以虚象为主，西医激素类药物及免疫抑制剂都疗效欠佳，通过中医补肾纳气治本为主，以金水六君煎加味再配以补肾的胶囊，徐徐图之，以力图延长患者的生命，同时改善患者的生活质量。

肺癌化疗后的中医治疗

肺癌患者化疗后多见咽干、口燥、胸骨灼痛、恶心、欲呕、不思饮食、脱发、便秘等症状，同时化疗药可物影响骨髓内造血细胞的正常功能，导致白细胞和血小板水平降低，前者可致患者免疫力降低增加感染的风险，后者可致患者凝血功能异常，而增加出血的风险。余在多年的临证中发现肺癌患者在化疗后出现的诸多症状，可以通过中医辨证施治进行治疗，能取得较好的临床效果，现报道于下以求证于同道。

其一，患者化疗后出现咳嗽、痰少难咯、神倦乏力、咽干、口燥、胸骨灼痛、纳呆、欲呕，舌红少苔，脉虚数。此乃肺胃阴伤，气机上逆，治以清养肺胃，降逆下气，可用麦门冬汤加味治之。爱举病案一例以资佐证。

魏某某，男，57 岁，2013 年 5 月 25 日初诊。患者肺癌化疗 6 次后症见咳嗽、痰少难咯、咽干口燥、身倦乏力、胸骨灼痛、恶心欲呕、不思饮食，舌质红，苔薄黄，脉虚数，中医辨证为肺胃阴伤，气机上逆，治以清养肺胃，降逆下气。方选麦门冬汤加味治之。药用：麦门冬 10 克，京半夏 10 克，西洋参 30 克（另煎），大枣 10 克，炙甘草 6 克，粳米一撮（自加），浙贝母 30 克，鸡内金 30 克，生麦芽 20 克，木香 10 克。3 剂，水煎，1 日 1 剂。患者 5 月 28 日二诊，药后诸症均减，效不更方，前方加炒建曲 20 克，5 剂，水煎，1 日 1 剂。患者 6 月 3 日三诊，述饮食增加，精力好转，余症皆除，前方再进 5 剂，以资巩固。

其二，患者化疗后出现脱发、便秘，此乃阴血亏虚所致，可用四物汤合增液承气汤治之。爱举病案一例以资佐证。

徐某某，女，61 岁，2015 年 7 月 16 日初诊。患者肺腺癌化疗三次后症见脱发、口干咽燥、面色欠润、失眠、腹部胀满，大便干结，三日一解，舌质淡红，苔薄黄，脉细略数。中医辨证为阴血亏虚，血不养发，无水行舟。治以养血生发，增水行舟，方选四物汤合增液承气汤。药用：当归 10 克，熟地黄 10 克，白芍 20 克，川芎 10 克，玄参 20 克，麦冬 10 克，生地黄 10 克，熟大黄 10 克，芒硝 6 克（冲服）。3 剂，水煎，1 日 1 剂。患者 7 月 20 日二诊，述药后便秘好转，腹部仍胀满，前方加枳实 10 克，5 剂，水煎，1 日 1 剂。患者 7 月 26 日三诊，药后大便已解，腹胀满已消失，前方去芒硝加桑椹 10 克、冬桑叶 10 克、黑芝麻 30 克，5 剂，水煎，1 日 1 剂。患者 8 月 2 日四诊，药后头发渐长，面色转润，前方熟大黄减为 6 克，加木香 10 克，再进 5 剂。至后患者以前方加减，又服药三个月，脱发已长，大便正常。遂停服中药，嘱患者行饮食调养。

其三，患者化疗出现白细胞与血小板降低，导致反复感冒、身倦体弱，可用参苓白术散加补肾药脾肾同治，尤以治脾为主。爰举病案一例，以资佐证。

代某某，男，69 岁，2016 年，3 月 1 日初诊。患者肺癌手术且化疗 6 次后，反复感冒，有时一个月感冒两次，三周前因感冒发热住院，给予输液治疗，热退后出院。刻诊：面色欠佳，微有咳嗽，口淡无味，纳食欠佳，神倦乏力，皮肤有紫癜，夜尿偏多，舌质淡，舌边有齿印，苔薄白，脉濡缓。辅助检查：白细胞 2×10^9/L，血小板浓度 45×10^9/L。中医辨证为脾肾两虚，以脾虚为主，方选参苓白术散加补肾药治之。药用：党参 30 克，茯苓 20 克，白术 10 克，炙甘草 6 克，桔梗 10 克，陈皮 10 克，莲米 30 克，山药 20 克，扁豆 30 克，薏苡仁 30 克，砂仁 10 克（后下），补骨脂 20 克，菟丝子 20 克。5 剂，水煎，1 日 1 剂。患者 3 月 7 日二诊，药后纳食增加，神倦乏力好转，前方加丹皮 10 克、侧柏炭 15 克，5 剂，水煎，1 日 1 剂。患者 3 月 13 日三诊，药后面色转润、皮肤紫癜好转，前方加巴戟天 20 克，5 剂，水煎，1 日 1 剂。患者 3 月 19 日四诊，药后患者诸症更减，前方加木香 10 克，再进 5 剂。之后患者以本方加减服药三个月，后复查白细胞 4.9×10^9/L、血小板 97×10^9/L，未再感冒，遂停服煎剂以香砂六君子丸善其后。

肺结节的中医治疗

肺癌是对人类健康危害最大的恶性肿瘤之一，早发现、早诊断和早治疗是目前提高肺癌生存率的有效方法。目前，随着 CT 的普及，特别是开展 CT 筛查肺癌之后，越来越多的肺结节被发现。据统计，每 500 个胸部体检的人中，就有一个被发现有肺结节，而这其中 90％ 的人没有任何表现。目前，西医用抗生素治疗肺结节效果不是很明显，许多患者现在都愿意选择中医中药治疗肺结节。

余在临床经反复实践，摸索出肺结节的病机多为痰瘀互结，肺部经络阻滞，认为治疗肺结节，应以化痰逐瘀、通络散结为主，自拟了化痰逐瘀散结汤。经过临床观察，患者坚持服用该方加减治疗三个月以上，部分患者的肺结节能够缩小，甚至有些患者的肺结节能够消除。该方药物组成如下：玄参、浙贝母、生牡蛎、京半夏、丹参、莪术、地龙、全蝎、僵蚕、煅瓦楞子、蜂房、鸡内金、山慈菇、生甘草。爰举病案一例以资佐证。

罗某某，女性，56 岁，2015 年 3 月 19 日初诊，因常规体检 CT 查出肺结节（5mm），近一周因外感导致咳嗽，吐白色泡沫痰，微有气紧，舌质淡，苔微白腻，脉浮紧。先用止嗽散加味三剂，治其外感咳嗽，患者三天后复诊，咳嗽已愈，仅偶有白痰，饮食稍差。遂用化痰逐瘀散结汤治其肺结节。药用：玄参 20 克，浙贝母 30 克，生牡蛎 30 克，丹参 20 克，莪术 10 克，地龙 10 克，全蝎 6 克，京半夏 10 克，僵蚕 10 克，煅瓦楞子 10 克，山慈菇 10 克，鸡内金 30 克，生甘草 3 克。5 剂，水煎服，1 日 1 剂。之后患者复诊，述服药后无不适感，已无痰，饮食增加，前方 5 剂再服，继后患者又复诊数次，三个月后复查，CT 显示肺结节已减小（2mm）。嘱患者续服前方。又两个月后复查 CT，肺结节已经消失。

芍药汤的临床新用

芍药汤出自《素问病机气宜保命集》，有清热燥湿、调气活血之功，属于治疗湿热痢之方。该方清热燥湿，调气活血，并有以下三个特点：其一，方中重用芍药养血和营，缓急止痛，配以当归养血活血，体现了"行血则便脓自愈，调气则厚重自出"的观点。其二，方中用大黄泻下通腑可通导湿热积滞从大便而去，体现了"通因通用"之法。其三，方中配少量肉桂，取其辛热温通之性，既可助归芍行血和营，又可防呕逆拒药，属佐助兼反佐之用。由于这三个特点，芍药汤较之金元之前治疗湿热痢的方子的效果大大增强，属于治疗湿热痢的一个历史性突破。余在临证中观察到，西医诊断的溃疡性结肠炎患者，多有腹泻、腹痛、黏液便及脓血便、里急后重甚至大便秘结，且常伴消瘦乏力等，该病多反复发作，病程漫长，且患者有并发结肠癌的危险。西医治疗主要采用氨基水杨酸类及糖皮质类药物治疗，但效果欠理想。自20世纪90年代后期余采用芍药汤加减治疗该病，取得了较好的临床效果。爰举病案一例，以资佐证。

患者女，57岁，1997年12月25日初诊，患溃疡性结肠炎6年余，长期服用美沙拉嗪，近三个月病情加重，又加用强的松，也多次服用外院的中药。患者腹痛明显，腹泻，解便每日7～8次，大便为黏液便并带脓血，有里急后重之感。患者面色显黑而无光泽，极度消瘦，纳食欠佳，口苦口腻，脘胀欲呕，苔微黄腻，舌质略红，脉濡数。中医辨证为湿热内阻，气血瘀滞，肠络受损，治以芍药汤加味。药用：白芍30克，黄芩19克，黄连19克，槟榔10克，熟大黄10克，木香10克，上肉桂10克，当归10克，炙甘草6克，侧柏炭15克，地榆炭15克，蒲黄炭10克，川楝子10克，延胡索20克，枳壳10克，厚朴10克，吴茱萸 6 克，鸡内金 30 克，生麦芽 20 克。3 剂，水煎服，1 日 1 剂。患者三日后复诊，述腹痛好转，腹泻已减至一日 3 次，黏液便及脓血便均有减少，饮食增加。前方加太子参 30 克以扶正气，再进 5 剂。再诊，诸症均减，大便日解 1 次，腹痛已除，黏液便及脓血便也消失，面色转润。前方去侧柏炭、蒲黄炭，熟大黄改为 5 克，白芍减为 15 克，另加莪术 6 克、炙黄芪 15 克，再进 5 剂。之后以芍药汤加味，再服一个月，患者临床症状基本消失。终以香砂六君子汤加减以善后，患者告愈。随访至今，病未复发。

加味黄连温胆汤治疗皮下脂肪瘤

皮下脂肪瘤是一种由成熟脂肪组织构成并发生于皮下的软组织良性肿瘤，以背部、颈部、肩部、腹部、乳房和四肢近端多见。多见于成年人，尤其是30～50岁的人群。通常表现为皮下单发或多发的、大小不一的、生长缓慢的扁平圆形肿块。西医认为病因与肥胖、糖尿病、遗传等因素有关。西医治疗方法是对较大、孤立的脂肪瘤进行手术切除。中医认为，皮下脂肪瘤，应该属于痰核、瘰疬一类的病症。余在多年的临床实践中，探索出用黄连温胆汤加味治疗该病，取得了一定的临床效果。爰举病案一例，以资佐证。

周某某，男，42岁，2016年7月25日初诊。患者背部长有十余个，右上肢长有七八个脂肪瘤，背部脂肪瘤中有五六个瘤体偏大。患者形体偏胖，查血脂（甘油三酯）偏高，面部显油腻，时有眠差、心烦，口中有异味，饮食尚可，小便微黄，舌质略红，苔微黄腻，脉濡数。余用黄连温胆汤加味治之，药用：黄连10克，枳实10克，竹茹10克，陈皮10克，京半夏10克，茯苓10克，生甘草3克，玄参20克，浙贝母30克，生牡蛎20克，夏枯草30克，山慈菇10克，鸡内金30克。6剂，水煎，1日1剂。患者复诊，药后未见不适，前方加莪术10克，10剂，水煎，1日1剂。患者再诊，肿块已缩小，前方去生甘草，加海藻30克、昆布30克，10剂，水煎，2日1剂。之后患者又诊数次，均以黄连温胆汤加减出入。患者服药近半年，背部及右上肢上的脂肪瘤均已消退，仅背部较大的两个肿块还留有轻微的印迹。

甘露消毒丹治疗鼻后滴漏综合征

鼻后滴漏综合征是指因鼻腔和鼻窦的变态反应或非变态反应引起的慢性炎症，炎症部位的分泌物经鼻腔向后倒流，进入口咽部位形成长期刺激，从而引起慢性咳嗽和咽部异物感，以及咽部黏痰附着感等一系列症状。它是临床上儿童慢性咳嗽的常见病因。西医多采用抗炎药及抗组织胺药进行治疗，但病情容易反复，患儿的咳嗽时好时发。

余经过多年的临床观察，患鼻后滴漏综合征的患儿易感冒，又多因感冒引起咳嗽，有时闻及异味也易引发咳嗽。患儿咳嗽较为缠绵，咳痰易黄稠，鼻涕也稠，饮食减少，有的患儿出现口中异味，夜卧欠安，舌苔黄白腻相间，舌质微红，脉濡数。此类临床症状符合中医湿热致病的特点。因此选用甘露消毒丹，上焦宣肺、中焦运脾、下焦淡渗，三焦分治，取得了较好的临床效果。爰举病案一例以资佐证。

刘某某，男，7岁，2012年6月2日初诊。主诉：咳嗽2个月余，西医诊断为鼻后滴漏综合征，经西医抗炎、止咳化痰治疗，效果不明显。刻诊：咳嗽频作，痰黏不易咳出，连续咳嗽可咯出黄稠痰，反复鼻塞，涕黄稠，纳差，口中有异味，小便微黄，大便黏滞不爽，舌质略红，苔微黄腻，脉濡数。中医辨证为湿热内蕴，肺失宣降。用甘露消毒丹加味化湿清热，三焦分治。药用：藿香10克，石菖蒲10克，白蔻仁10克（后下），黄芩10克，连翘10克，射干10克，茵陈20克，滑石10克，木通10克，薄荷10克（后下），浙贝母30克，瓜蒌壳10克，辛夷10克，苍耳子10克，漏芦20克，枇杷叶10克，炒建曲20克。用法：3剂，水煎服，1日1剂。

6月6日二诊，药后咳减，痰已能咳出，仍为黄稠痰，鼻塞涕稠好转，饮食增加，前方加竹茹10克、枳壳10克、桔梗10克。3剂，水煎服，1日1剂。

6月10日三诊，咳嗽更减，痰转白稠，鼻塞涕稠更减轻，大便已正常。前方去滑石，加炙紫菀10克，3剂，水煎服，1日1剂。

6月14日四诊，咳嗽已愈，余症亦除。前方再进二剂，以资巩固，患儿药后病未再发。

加味甘露消毒丹治疗小儿疱疹性咽峡炎

　　甘露消毒丹出自清代王孟英《温热经纬》，有利湿化浊、清热解毒之功，为治疗湿温、时疫，邪留气分，湿热并重之名方。余用该方治疗小儿疱疹性咽峡炎，取得较好的临床效果，现实录于下。

　　小儿疱疹性咽峡炎为柯萨奇病毒所引起的一种特殊类型的上呼吸道感染，为常见的一种病毒性咽炎，好发于夏秋季，起病急骤，临床表现为高热、咽痛、流涎、厌食、呕吐等，还可见咽峡部黏膜小疱疹和咽部浅表溃疡。因该病为病毒感染，因此西医治疗用抗生素无效，西医一般用抗病毒药利巴韦林（病毒唑）口服或静脉滴注治疗该病。余用加味甘露消毒丹治疗本病，有较好的退热效果，咽痛缓解也较快，一般治疗一周后即可痊愈。爰举病案一例以资佐证。

　　童某某，男，5岁，2016年7月25日初诊。三天前出现高热咽痛，见咽峡部黏膜小疱疹和咽部浅表溃疡，西医诊断为疱疹性咽峡炎，已口服利巴韦林等药。刻诊：体温39.2℃，咽痛，纳呆，夜卧欠安，小便黄，苔黄腻，脉濡数，见咽峡部黏膜小疱疹和咽部浅表溃疡，中医辨证为三焦湿热内蕴成毒，方选加味甘露消毒丹，利湿化浊，清热解毒治之。药用：茵陈10克，滑石10克，木通10克，薄荷10克（后下），浙贝母20克，青黛10克（包煎），生石膏20克，金银花10克，马勃10克，青蒿15克，炒建曲20克。3剂，水煎服。并告知患儿家长，让患儿多饮水，并食用流质饮食。

　　患儿2016年7月29日二诊，药后高烧已退，咽痛减，时有咳嗽，纳食仍差，夜卧已安，苔薄黄，脉濡微数。前方去生石膏、青蒿、马勃，加砂仁10克（后下）、鸡内金15克、木香10克，2剂，水煎服。

　　患儿2016年8月2日三诊，患儿药后咽痛、咳嗽均消失，纳食也增，苔薄微黄，脉濡缓。后用香砂六君子汤加味 2 剂，以善其后，药用：党参 10 克，茯苓 10 克，白术 10 克，炙甘草 3 克，陈皮 10 克，京半夏 10 克，木香 10 克，砂仁 10 克（后下），芦竹根 15 克。

甘露消毒丹治疗面瘫的体会

患者李某某患面瘫1个月余，经中西医治疗并配合针灸理疗等效果不显，2019年9月21日初诊。患者右侧面部表情肌瘫痪，前额皱纹消失，眼裂扩大，鼻唇沟变浅，口角下垂。同时伴有口苦、口腻、头晕乏力、纳食欠佳、口中异味，小便量少而色黄，大便溏而不爽，舌质略红，舌苔黄而厚腻，脉濡数。出示前医处方，多为牵正散或大秦艽汤加减，一般药用白附子、全蝎、天麻、桂枝、秦艽、当归等。常法无效，当另辟治疗途径。四诊合参，患者当属湿热内蕴三焦，经络阻滞，故治以分消三焦湿热，疏通经络，以甘露消毒丹加味治之。药用：南藿香10克，石菖蒲10克，白蔻仁10克（后下），黄芩10克，连翘20克，射干10克，茵陈20克，滑石10克，木通10克，薄荷10克（后下），浙贝母30克，葛根10克。5剂，水煎服，1日1剂。患者2019年9月27日复诊，面瘫之状明显好转，口苦口腻、头晕乏力、口中异味均有减轻，苔已由黄而厚腻转为薄黄，效不更方，前方加青黛10克（包煎）、丝瓜络10克，再进5剂。患者2019年10月9日三诊，面瘫已基本全愈，前方加木香10克，再进5剂，以竟全功。

忆及《素问·生气通天论》有"湿热不攘，大筋软短，小筋弛长，软短为拘，弛长为痿"。故知湿热之邪阻滞筋脉，导致气血不能通达濡润，而使筋失所养，可发为拘急。余受经文启发用甘露消毒丹分消三焦湿热、疏通经络，治疗面瘫取得了意想不到之效。由此可见中医辨证施治的魅力所在。案中首诊加葛根是虑及"阳明经脉行于面"，有引经之意，且葛根有较好的缓解痉挛之功效。复诊加入青黛是考虑面瘫西医认为多由病毒感染所致，而青黛据现代药理研究证实，有较好的抗病毒作用。此后余临床又遇数例面瘫属湿热内蕴三焦、经络阻滞者，均以甘露消毒丹加味治之，取得较好的临床效果。

三仁汤的临床新用

三仁汤出自清代吴鞠通《温病条辩》，有宣畅气机、清利湿热之功效，主治湿热初期及暑温夹湿之湿重于热证。余临证用其治疗杂病疗效尚佳，兹录验案三则以示之。

一、病案一

2012 年春治一童姓患者，男，57 岁，其肺癌术后行化疗三次，首诊时面色泛黄，温温欲吐，不饥不食，舌苔白腻，脉濡缓。前医给予平胃散、藿香正气散等加味治疗，症状仍在。余诊时，据其不饥不食，舌苔白腻，选用三仁汤，三剂，水煎，1 日 1 剂。患者药后胃纳开，面色转润，嘱再进三剂，以资巩固。

二、病案二

2015 年夏治一赵姓患者，女，12 岁，初因感冒来诊，恶寒身重，口不渴，苔白腻，脉濡缓。以三仁汤 3 剂予服。复诊时，患者家长谓其女药后感冒已愈，欲再服前方两剂。遂问病已愈为何再服前方，家长述其女服药后不但感冒痊愈，而且眨眼睛三月余之疾，也除！余遂其意，以前方再予 2 剂。诊此患者后余悟出，《伤寒论》有真武汤治饮邪浸渍筋肉所致的身体筋肉瞤动。该女孩眨眼睛系水湿浸渍肌肉所致。三仁汤宣畅气机，清利湿热，故服之有效。之后数年余用三仁汤又治孩童眨眼睛 7 例，均获效。

三、病案三

2013 年夏治一刘姓患者，男，59 岁，其自觉反复口中甜味一年余，查血糖、尿糖均正常。患者自述初有此证，以为小恙，未予理会，近几月症有加重，遂寻中医治之。已服用藿朴苓夏汤、二陈汤、平胃散等，初有小效，后则症状如故。余诊后思之，前医从中焦有湿治之并未有错，仅上述诸方给湿邪出路不足耳。余细察患者舌脉后，据其主证之外尚有小便微黄，苔白腻，脉濡微数，断为湿热阻中，湿重于热，此证属于《黄帝内经》所谓之"脾瘅"，治当利湿清热，宣畅三焦气机，给足湿邪出路，遂处以三仁汤，再根据《黄帝内经》中的"口甘者治之以兰"，再加佩兰治之。患者服药 3 剂后，口甜有减，效不更方，前方再进 5 剂，患者口甜痊愈。

从镇肝熄风汤谈张锡纯求实的治学思想

镇肝熄风汤出自张锡纯《医学衷中参西录》，为治疗肝阳化风的一个名方。张锡纯是清末民初的一名临床大家，是中医汇通派的代表人物。他总结多年临床经验创制了镇肝息风汤，专治肝阳上亢，阳亢化风，气血上逆的类中风，在当时挽救了很多人的性命。但该方最初只有九味药，即白芍、天冬、川牛膝、生龙骨、生牡蛎、代赭石、龟甲、玄参、生甘草。临床运用本方开始阶段效果尚好，但是患者用至后期就效果欠佳了，甚至有些患者服药后症状反而加重。张锡纯仔细地观察了患者病历，品味个中缘由，最后他悟出该方中代赭石、生龙骨、生牡蛎等镇肝潜阳的力量很强，但对于肝主疏泄、升发，喜条达的生理功能不利，久服代赭石等是压而不服，反而激起反动之势，因此患者的疗效就欠佳了，甚至病情加重了。所以张锡纯针对肝脏主疏泄、升发，喜条达、恶抑郁的生理特点，采用因势利导的方法，遂肝之性，也即顺其泄、条达之性，为万全之策，在原方基础上加入茵陈、川楝子、生麦芽三味药，取茵陈清肝疏肝，川楝子疏肝降肝，生麦芽疏肝柔肝。此后镇肝熄风汤的效果大大增强，成为中风初期、中风发生后及中风后遗症期的首选方。这里要说的是，作为一名医家，在自己的专著里既能写出成功的经验也能写出失败的教训，这种实事求是的精神是非常难能可贵的，这种情况在古书中是少见的，同时这种注重实效，以实践验证药效，不断完善处方效果的精神也是我们后学的楷模。

上焦宣痹汤的临床运用

上焦宣痹汤出自吴鞠通《温病条辨》的 46 条："太阴湿温，气分痹郁而哕者，宣痹汤主之。"方由郁金、枇杷叶、射干、通草、淡豆豉所组成。该方药物组成平淡，看似简单，但却能治疗湿中夹热，郁闭上焦所导致的多种疑难杂症。爰举病案数例以资佐证。

一、湿热郁阻之咽痛

刘某某，男，52 岁，2012 年 3 月 2 日初诊。主诉：咽喉梗阻疼痛半年有余，已服用多种西药及中成药治疗，前医给予半夏厚朴汤、银翘马勃散等治疗，效不佳。刻诊：咽部有滤泡及血丝，咽痛有梗阻感，口干不喜饮，纳差，时有心烦，小便微黄，大便尚可，舌质淡红，苔薄黄，脉濡数。中医辨证为上焦湿热郁闭，治以化湿清热宣痹。方选上焦宣痹汤加味。药用：通草 10 克，射干 10 克，郁金 10 克，淡豆豉 10 克，枇杷叶 10 克，枳壳 10 克，桔梗 10 克，僵蚕 10 克，蝉蜕 10 克。5 剂，水煎，1 日 1 剂。患者服药五剂后，咽喉梗阻感明显好转，效不更方，前方继进五剂。患者再诊时，咽痛有梗阻感已微，察咽壁，仅见少许滤泡，前方加玄参 10 克，再进三剂，以善其后。

二、湿热郁阻之咳嗽

赵某某，女，61 岁，2015 年 7 月 20 日初诊。主诉：三个月前因外感发热、咳嗽，经西药治疗后热退，但咳嗽迁延。已在外院服用止嗽散等中药，效不明显。刻诊：咳嗽以下午为重，喉中有痰难咯，时有心烦，口中无味，小便略黄，舌质略红，苔微黄腻，脉濡数。中医辨证为上焦湿热郁闭，肺失宣降，治以化湿清热宣肺，方选上焦宣痹汤加味。药用：通草 10 克，射干 10 克，郁金 10 克，淡豆豉 10 克，枇杷叶 10 克，枳壳 10 克，桔梗 10 克，僵蚕 10 克，蝉蜕 10 克，浙贝母 30 克。5 剂，水煎，1 日 1 剂。患者服五剂药后，咳嗽大减，已能咯出黄白相间的痰，此上焦湿除热透的佳兆，前方加炙白前 10 克，再进五剂，以善其后。

三、湿热闭阻之胸痹

吴某某，女，45 岁，2016 年 6 月 25 日初诊。主诉：两个月前感冒后服用抗生素及解表清热中药后，感冒愈，而遗留胸部闷痛，查心电图、超声心动图均为正常，在外院已服用瓜蒌薤白半夏汤等中药，效果欠佳。刻诊：胸部闷痛，常欲太息，喉中有梗阻感，微咳，口中腻，饮食欠佳，小便微黄，舌质略红，苔薄黄微腻，脉濡数。中医辨证为湿热郁阻于上焦胸中，治以化湿清热宽胸，方选上焦宣痹汤加味。药用：通草 10 克，射干 10 克，郁金 10 克，淡豆豉 10 克，枇杷叶 10 克，枳壳 10 克，桔梗 10 克，僵蚕 10 克，蝉蜕 10 克，降香 10 克，厚朴 10 克。5 剂，水煎，1 日 1 剂。患者服药五剂后，胸部闷痛明显好转，喉中梗阻感减轻，饮食也较前增加，前方再进五剂，以善其后。

临床用药杂谈

　　清代刘仕廉著有《用药如用兵》，其文章结尾处谈道："兵不在多，贵于善用，皆与医道无二理也。"因此业医者既要深知药物的功效、性味、归经等，也要在处方配伍时精准用之，有时一二味药的出入都会影响疾病的治疗效果。兹将多年临证用药之点滴体会陈之于后，以求证于同道。

一、胃痛多用九香虫、荜澄茄、羌活鱼

　　九香虫、荜澄茄、羌活鱼三药均为辛温之品，皆有行气止痛之功，三药虽辛温但不燥，且行气止痛的效果很好。余在临证治疗胃痛时，无论中医辨证为肝气犯胃、寒邪伤中，抑或脾胃虚寒等，在施治的方中均加入这三味药，能明显增加主方的疗效。爰举病案一例，以资佐证。

　　2013年春，治一35岁赵姓患者。患者初诊自述患慢性浅表性胃炎6年，常服西药、中成药，但胃痛仍时发时止，一周前因生气致胃痛复作。现症：胃胀痛，食后加重，腹胀，嗳气，纳差，口中和。舌质淡，苔薄白，脉弦紧。中医辨证为肝气犯胃，治以疏肝理气，和胃止痛，方选四逆散合良附丸加味。药用：炒柴胡10克，白芍10克，枳壳10克，生甘草3克，高良姜10克，香附10克，川楝子10克，延胡索20克。水煎，3剂，1日1剂。患者复诊，述胃痛稍减。上方加九香虫10克、荜澄茄10克、羌活鱼10克，水煎，3剂，1日1剂。药后再诊，胃痛大减，腹胀已除，饮食增加，前方加生麦芽20克，再进3剂，以巩固疗效。

二、风痰闭肺之咳嗽喜加肺筋草

肺筋草属草本药物，味辛、甘，性微温，具有祛风发表、化痰止咳之功效。余临证在治疗风痰闭肺的咳嗽时，在处方中加入肺筋草能明显增强疗效。爰举病案一例，以资佐证。

2015年冬，治一52岁男性患者。患者初诊自述：两周前感冒，自服西药、中成药后感冒已减，但咳嗽加重。刻诊：咳嗽频作，喉痒明显，咳吐风泡痰，口中和，饮食稍差，舌质淡，苔薄白，脉浮紧。中医辨证为风痰闭肺，治以疏风化痰宣肺，方选止嗽散加味，药用：荆芥10克，陈皮10克，紫菀10克，白前10克，百部10克，枳壳10克，桔梗10克，僵蚕10克，蝉蜕10克，郁金10，降香10克。3剂，水煎，1日1剂。患者复诊，咳嗽稍减，白色泡沫痰难咯，前方加肺筋草20克，3剂，水煎，1日1剂。患者再诊，咳嗽大减，效不更方，前方再进3剂，以巩固疗效。

三、痹症关节疼痛常加徐长卿

徐长卿辛、温，归肝、胃经，有较好的祛风止痛的作用。余治疗寒湿阻络或血虚寒滞所致关节疼痛时，常在处方中加入徐长卿，能明显增强疗效。爰举病案一例，以资佐证。

2016年冬，治一56岁女性患者。患者初诊自述：关节疼痛已一个月有余，已用西医抗风湿药，并在他处服用中药，效果不明显。刻诊：右上肢疼痛剧烈，痛处有冷感，失眠、多梦、心悸，双目干涩，口中和，饮食尚可，舌质淡，苔薄白，脉细弦。中医辨证为血虚寒滞，治以养血散寒通滞，方选当归四逆汤加味，药用：当归10克，大枣10克，通草10克，北细辛3克，白芍20克，桂枝10克，炙甘草6克，丹参20克，炙乳香10克，羌活10克，姜黄30克。3剂，水煎，1日1剂。患者复诊，关节疼痛仍在，前方加徐长卿10克，3剂，水煎，1日1剂。患者再诊，关节疼痛明显好转，失眠、心悸也有减轻。前方加鸡血藤15克，再进3剂，以巩固疗效。

浅谈虫类药的临床运用

余临证遇疑难病、急性痛症、急性热病等喜用虫类药加入辨证施治的处方中，常能提高临床疗效。爰举数例以佐证之。

一、地龙、全蝎

地龙咸、寒，归肝、肺、膀胱经，有息风止痉、清热、活络、平喘、利尿之功。全蝎：咸、微温，归肝经，有息风止痉、解毒、散结、通络止痛之功。余临床遇带状疱疹的患者感皮肤疱疹灼热刺痛剧烈时，常在辨证施治的方中加入地龙、全蝎，以明显增强凉血、清热、通络、止痛的效果，屡试屡验。遇急性痛风性关节炎患者关节红肿灼热刺痛时，也多在清热除湿、通络止痛的方中加入地龙、全蝎，能明显增强凉血、清热、通络止痛的效果。遇咳嗽剧烈尤其是肺间质纤维化患者出现痉挛性剧烈咳嗽时，多在辨证施治的处方中加入地龙、全蝎，能明显增强解痉止咳之作用。遇支气管哮喘发作期患者气喘严重时，也在辨证施治处方中加入地龙、全蝎，能明显增强解痉平喘的效果。

二、水蛭

水蛭辛、咸、平，归肝经，有破血逐瘀、通经消癥之功。现代药理研究证明水蛭主要含有蛋白质，其新鲜的唾液中含有水蛭素，水蛭素能阻止凝血酶作用于纤维蛋白原，阻碍血液凝固，每20毫克水蛭素可阻止100毫升人血凝固。其活血化瘀作用可能与此有关。据此余在治疗恶性肿瘤、肺结节等病时，常在辨证施治的方中加入水蛭，可使药效增强。

三、䗪虫

䗪虫咸、辛、寒，归肝经。余受张仲景《金匮要略》用大黄䗪虫丸攻补兼施、徐图疗效，治疗五劳虚极、内有干血的启发，经过临床实践，确认䗪虫的特点是破而不峻，能行能和。《长沙药解》也说它"善化瘀血，最补损伤"，故虚人也可用之。因此临床上余在治疗病程日久、反复发作的类风湿关节炎的辨证施治处方中多加入䗪虫，常可增强药物的疗效。

关于川乌的临床运用

川乌辛、苦、热，有大毒；归心、肝、肾、脾经；祛风除湿，温经止痛。因其含有生物碱，长期以来医者多畏之。实际上生川乌炮制过程中生物碱的含量可损失 81.3％，因此临床上可大胆地使用制川乌来治疗痹症。科教书认为在中药的配方里，川乌的用量多为 1.5～3 克，最好不超过 10 克。余经过多年临床验证，制川乌在中药配方里可用到 30 克，使用这样的剂量要注意以下两点：第一，制川乌先煎一小时；第二，在处方里加蜂蜜、生姜、甘草，可以减缓其毒性而不降低其疗效。余临床上遇痹证按中医辨证，排除湿热痹症，患者即使寒象不明显，只要关节疼痛日久，口中和，苔薄白或白腻，舌质淡，脉弦紧或沉细，均在辨证施治的处方中加入制川乌，剂量都用 30 克，能起到明显的止痛效果。爱举病案一例，以资佐证。

王某某，女，67 岁，2013 年 7 月 5 日初诊。自述：腰与右下肢痛已 1 个月有余，西医诊断为腰椎骨狭窄、坐骨神经痛，经西医抗炎止痛治疗，并在他处服中药治疗，效果均不显。刻诊：腰与右下肢痛剧，行走不便，由他人扶持来诊，面色欠佳，食纳一般，口不渴，舌质淡，苔薄白，脉弦紧，左尺脉显弱。中医辨证为气血两虚、肝肾亏损、寒湿痹阻于经络。方用独活寄生汤加味，药用：独活 10 克，桑寄生 30 克，秦艽 20 克，防风 10 克，北细辛 3 克，川牛膝 10 克，杜仲 30 克，上肉桂 10 克，茯苓 20 克，党参 30 克，白术 20 克，炙甘草 6 克，当归 10 克，白芍 20 克，熟地黄 10 克，续断 30 克，丹参 20 克，炙乳香 10 克。5 剂，水煎，1 日 1 剂。患者五天后二诊，腰与下肢痛仍在，余症同前，前方加入制川乌 30 克（先煎 1 小时）、生姜三片（自加）、蜂蜜一勺（自加），5 剂，水煎，1 日 1 剂。患者三诊自述服药 3 剂后，腰与下肢痛均减，药以中的，前方加乌梢蛇 30 克（先煎）、地龙 10 克、全蝎 6 克（研粉冲服），5 剂，水煎，1 日 1 剂。患者四诊，述腰与下肢痛明显好转，已能自行前来就诊，前方加知母 10 克，以防止川乌等辛热之品久服化燥，5 剂，水煎，1 日 1 剂。患者再诊时腰与下肢痛已愈。2017年 3 月患者旧疾复发来诊，余又用独活寄生汤加制川乌与之服，一个月后患者疾病告愈。

小柴胡汤治疗胆汁反流性胃炎的临床体会

　　胆汁反流性胃炎是指幽门括约肌功能失调或胃幽门手术等原因，造成含有胆汁及胰液等的十二指肠内容物反流入胃，使胃黏膜产生炎症、糜烂和出血，减弱胃黏膜的屏障功能，而导致胃黏膜的慢性病变。该病患者临床上常表现为腹胀、胃中灼热、嗳气、反酸、恶心呕吐、肠鸣、食欲减退、消瘦、大便不畅等。余在临证中观察到，该病的主要症状脘腹胀、反酸、恶心呕吐，中医辨证当属胆胃不和，又据《伤寒论》"有柴胡证，但见一证便是，不必悉具"，采用小柴胡汤加味治疗该病，取得了较好的临床效果。爰举病案一例，以资佐证。

　　刘某某，男，51 岁，2012 年 3 月 1 日初诊。主诉：患胆汁反流性胃炎 6 年余，经大量中、西药治疗，效果欠佳。刻诊：胃中灼热、反酸，口苦，恶心欲呕，纳呆，面色欠润，食后脘胀，长期腹胀，大便不畅，舌质淡，苔白腻，脉细弦。胃镜显示：符合胆汁反流性胃炎的表现，查幽门螺杆菌（Hp）阳性。中医辨证为胆胃不和，治以泻胆和胃，方选小柴胡汤加减，药用：柴胡 10 克，黄芩 10 克，京半夏 10 克，党参 30 克，生姜 3 片（自加），大枣 10 克，炙甘草 6 克，吴茱萸 10 克，黄连 6 克，乌贼骨 20 克，浙贝母 15 克，白及 10 克，莱菔子 15 克，枳实 10 克。5 剂，水煎，1 日 1 剂。

　　患者 3 月 7 日二诊：述药后胃中灼热、反酸、恶心欲呕均有减轻，前方加鸡内金 30 克，5 剂，水煎，1 日 1 剂。

　　患者 3 月 13 日三诊：述诸症均减，唯腹胀灼热、大便不畅缓减不明显，前方加槟榔 10 克、木香 10 克、乌药 10 克、上沉香 3 克（冲服），莱菔子增为 20 克，5 剂，水煎，1 日 1 剂。

　　患者 3 月 19 日四诊：述诸症大减，饮食增加，面色转润，前方加生麦芽20克，5剂，水煎，1日1剂。

　　患者3月25日五诊：诸症已微，复查胃镜，炎症有明显好转，幽门螺杆菌已转阴。之后患者又以前方加减服药两个月余，疾病告愈。

小柴胡汤治疗痤疮的体会

痤疮是毛囊皮脂腺的一种慢性炎症性皮肤病，主要好发于青少年，对青少年的心理和社交影响较大，临床表现以好发于面部的粉刺、丘疹、脓疱结节等多形性皮损为特点。西医治疗一般是外治结合内服药，效果欠理想，因此较多患者愿意选择中医药治疗。余在临证初期，对痤疮患者多按常规治法，如清热解毒除湿佐以化瘀散结等，效果不太理想。常法不佳，故另寻治疗之法。余细察痤疮患者，多有便秘，久用清热解毒除湿之中药后胃纳也欠佳，忆及《伤寒论》230 条有"阳明病，胁下硬满，不大便而呕，舌上白苔者，可与小柴胡汤。上焦得通，津液得下，胃气因和，身濈然汗出而解"。余根据小柴胡汤使上焦得通，营卫得布的重要作用，选用小柴胡汤治疗痤疮，取得较好的临床效果。爰举病案一例，以资佐证。

吴某某，男，15 岁，2015 年 6 月 7 日初诊。患者患痤疮三年余，经西药外用及口服异维 A 酸等治疗，在他处服用了大量清热解毒、除湿化瘀散结的中药后病情好转，但停药又复发。刻诊：面部布满粉刺并有脓疱结节，纳差，胃脘胀闷，时欲呕，长期便秘，舌质略淡，苔白腻，脉弦紧。以小柴胡汤治之，使上焦得通，营卫得布，内蕴之湿毒自除，药用：炒柴胡 10 克、黄芩 10 克、京半夏 10 克、党参 15 克、生姜三片（自加）、大枣 10 克、炙甘草 6 克。5 剂，水煎，1 日 1 剂。

患者 6 月 13 日二诊：药后面部粉刺减轻，饮食增加，胃脘胀闷、欲呕均消失，大便已能解，前方加薏苡仁 30 克、桃仁 10 克，5 剂，水煎，1 日 1 剂。

患者 6 月 19 日三诊：面部粉刺明显好转，脓疱结节也好转，大便已通畅，前方加败酱草 15 克、皂角刺 10 克、鸡内金 30 克，5 剂，水煎，1日1剂。

患者6月25日四诊：面部粉刺与脓疱结节均已消失，前方再进5剂，以资巩固。

患者2019年3月26日因外感咳嗽来诊，告知痤疮已愈，未再发。

宣白承气汤的临床运用

宣白承气汤属吴鞠通《温病条辨》治肺热腑实之名方,《温病条辨·中焦篇》十七条指出:"阳明温病,下之不通,其证有五……喘促不宁,痰涎壅盛,右寸实大,肺气不降者,宣白承气汤主之。"余临证常用该方宣肺攻下,上下同治,取得较好的临床效果。爰举病案两例,以资佐证。

一、痰热闭肺用之以釜底抽薪

2011年夏,治一56岁男性患者。初诊患者自述患慢性阻塞性肺疾病、支气管扩张数年。一周前因外感致病情加重,已服中西药,效果不显。刻诊:气紧胸闷,咳嗽,痰黄稠而不利,渴喜冷饮,口中异味,舌质略红,苔黄腻,脉濡数,右寸实大。投定喘汤三剂治之。患者复诊,谓气紧、咳嗽仍在,余细问他症得知,患者已三日未解大便,遂改投宣白承气汤,药用:生石膏30克、生大黄10克(后下)、杏仁10克、瓜蒌仁30克。3剂,水煎,1日1剂。患者再诊自述:药进一剂则大便泻下,喘咳立减,嘱上方再进两剂,以巩固疗效。

二、腑实不通用之以提壶揭盖

2015年春,治一32岁男性患者。初诊患者自述平时喜抽烟饮酒,时便秘,五天前饮酒过多,又致便秘。刻诊:口中异味,腹胀,大便秘结,舌质略红,苔微黄腻,脉滑数。投枳实导滞丸三剂治之。患者复诊述大便仍秘结,余症尚在。余细询病情,得知患者尚有渴喜冷饮,时吐黄稠痰，切脉右寸实大，遂改投宣白承气汤，药用：生石膏 30 克，生大黄 10 克（后下），杏仁 10 克，瓜蒌仁 30 克。三剂，水煎，一日一剂。患者再诊谓：服药三剂后大便已通畅，余症也除。上方再进两剂，以巩固疗效。

紫雪丹临床新用

紫雪丹为温病凉开三宝之一，多用于治疗热病神昏诸症，为临床常用的开窍剂。余临证用于热病诸痛症效果显著，兹录验案三则于后，以示之。

一、痛风案

2011年春，治一赵姓患者，男，29岁。患者患痛风数载，近日食海鲜饮啤酒致病情复发。首诊可见右脚第一跖趾及足踝关节红肿灼痛，行走艰难，口苦、便结、溲黄，舌质红，苔黄腻，脉濡数。投中焦宣痹汤，药用：连翘20克，焦栀子10克，蚕沙20克（布包），赤小豆30克，薏苡仁30克，杏仁10克，防己10克，滑石10克，京半夏10克，桃仁10克，血竭10克，寒水石30克，丹参20克，炙乳香10克。3剂，水煎，1日1剂。患者服药后复诊：关节痛稍减，仍行走不便，嘱其续服前方3剂另加紫雪丹，日服两次，每次3克，冷开水送服。药后再诊：关节痛大减，红肿消退过半，已能行走，效不更方，前方再进3剂。数日后患者告愈。

二、带状疱疹案

2015年秋，治一朱姓患者，女，31岁。患者患带状疱疹一周余，经外院皮肤科外用药及抗病毒、止痛等西药治疗，效果不显。刻诊：右胁下可见水疱，呈带状排列，患者自觉灼热刺痛，内衣摩擦痛，口干喜饮，饮食尚可，小便微黄，舌质红，苔薄黄微腻，脉弦数。以自拟黛蝎消疹汤加味治之，药用：青黛 10 克（布包），全蝎 6 克（研粉吞服），地龙 10 克，丹皮 10 克，赤芍 10 克，生地 10 克，寒水石 20 克，滑石 10 克，丹参 20 克，炙乳香 10 克，土茯苓 20 克，血竭 10 克。3 剂，水煎，1 日 1 剂。患者三日后复诊：述疱疹灼热刺痛仍在，前方再进 3 剂，另加紫雪丹，每日两次，每次 3 克，冷开水送服。三日后再诊：患者皮肤水疱缩小，灼热刺痛大减，前方加薏苡仁 30 克，3 剂，同时配服紫雪丹。药后患者皮肤水疱消退，灼热刺痛已除，遂停用紫雪丹，以化湿清热调脾胃之剂善其后。患者告愈。

三、流行性腮腺炎（重度）

2013 年春，治一吴姓患儿，男，7 岁。两天前患儿发热头痛，食欲不佳，腮腺肿大，被某医院诊断为重度流行性腮腺炎，服用利巴韦林、干扰素等西药。刻诊：体温 39.5℃，腮腺肿大，以耳垂为中心，有触痛，张口咀嚼时疼痛加剧，口干喜饮，纳食欠佳，小便黄，舌质略红，苔薄黄，脉弦数。处以普济消毒饮加味，药用：黄连 10 克，黄芩 10 克，连翘 20 克，玄参 20 克，马勃 10 克，牛蒡子 10 克，陈皮 10 克，生甘草 6 克，升麻 10 克，僵蚕 10 克，板蓝根 30 克，柴胡 10 克，桔梗 10 克，薄荷 10 克（后下），青黛 10 克（布包）。3 剂，水煎，1 日 1 剂，同时服用紫雪丹，每日两次，每次 1.5 克，冷开水送服，局部再用青黛散调醋外涂，每日一次。患者三日后复诊：体温降至 37.6℃，腮腺肿大疼痛好转，纳食仍差，前方加炒建曲 20 克，再进 3 剂。三日后再诊：患者体温已正常，腮腺肿大疼痛均已消失，饮食也增加，遂停服紫雪丹及外用药，以清热解毒和胃之剂善其后，患者告愈。

清燥救肺汤治疗支气管扩张的咯血

　　清燥救肺汤是清代喻嘉言《医门法律》中治疗温燥重症的常用方，该方清、宣、润、降四法并用，对于温燥伤肺、气阴两伤之证有很好的疗效。清朝初期的喻嘉言是对燥证理论和实践贡献很大的医家，清燥救肺汤是喻嘉言对燥证研究的一个代表性成果。余在多年的临床实践中观察到，用本方加味治疗支气管扩张的咯血可以获得较好的临床效果。爰举病案一例，以资佐证。

　　2015 年 7 月 15 日，余治一患者，女，59 岁。患者患支气管扩张 17 年，每次发病多以咯血为主证，西医诊断为"干性支气管扩张症"，三天前因吃火锅导致咯血复发，经西医急诊用抗生素及卡巴克洛（安络血）等止血药治疗，效果不佳。就诊时患者咳嗽剧烈、痰少难咯，中等量咯血，咽痛、心烦，饮食尚可，口干喜冷饮，便秘，小便微黄，舌质红，苔薄黄，六脉细数，急投清燥救肺汤加味。药用：桑叶 20 克，贡阿胶 10 克（兑服），生石膏 30 克，麦冬 10 克，枇杷叶 10 克，南沙参 30 克，杏仁 10 克，火麻仁 10 克，青黛 10 克（布包），侧柏炭 30 克，茜草炭 30 克，仙鹤草 20 克，炒蒲黄 10 克，浙贝母 30 克，木香 10 克，生甘草 3 克。3 剂，水煎，1 日 1 剂。并嘱患者禁食辛燥之品，静养。患者 7 月 18 日复诊：述药后咯血明显减少，咳嗽转轻，余症均减，前方去炒蒲黄，把生石膏减为 15 克，加炒建曲 20 克，5 剂，水煎，1 日 1 剂。患者 7 月 24 日再诊：咯血已止，偶有咳嗽，余症也除，前方去青黛、侧柏炭、茜草炭，再进 3 剂，以资巩固。其后数年患者咯血复发来诊时，余均用清燥救肺汤加味治之，都能取效，足可证清燥救肺汤治疗"干性支气管扩张症"出现的咯血疗效确切。余还体会到，该方使用时清透的桑叶一定要重用，一般用 20 克，方适宜。

龙胆黛蝎消疹汤治疗耳带状疱疹 50 例

耳带状疱疹是临床比较常见的疾病，为水痘—带状疱疹病毒侵犯面神经及听神经所致，表现为外耳道或鼓膜疱疹，并产生剧烈疼痛。笔者2005—2007 年采用自拟龙胆黛蝎消疹汤治疗耳带状疱疹 50 例，收到满意疗效，现报告如下。

一、资料与方法

（一）一般资料

50 例患者均为我院门诊病例，其中男性 33 例，女性 17 例；年龄42～79 岁，平均年龄 60.7 岁；发病时间 1～6 天，平均 2.4 天。临床表现为沿着某一周围神经分布区域（即头、面、耳部）出现簇状水疱，病变皮肤灼痛麻木，患者伴有剧烈头痛，部分患者出现发热、淋巴结肿大、全身乏力、食欲减退等，绝大多数患者出现口苦、口腻，小便黄，苔黄厚腻，脉濡数等。本组 50 例患者中 38 例已使用中西药结合治疗，其余 12 例未经过任何药物治疗。

（二）治疗方法

龙胆黛蝎消疹汤：龙胆草、青黛（包煎）、牡丹皮、赤芍、生蒲黄、制乳香、车前子各 10 克，炒柴胡、全蝎（研粉吞服）各 6 克，蚕沙（包煎），丹参各 20 克。疼痛剧烈者加五灵脂 10 克，胃纳较差或素有胃疾者加木香 10 克、鸡内金 30 克。每日 1 剂，水煎取汁，分 3 次温服。

二、疗效观察

(一) 治愈标准

疼痛消失，疱疹干燥，结痂消退，其余临床症状消失。

(二) 治疗结果

本组 50 例患者全部治愈。止痛时间为 2～7 天，平均 4.3 天；疱疹消退、结痂时间为 4～11 天，平均 5.7 天；耳部症状消失时间为 7～14 天，平均 9.3 天；治愈时间为 8～14 天，平均 7.5 天。

三、讨论

耳部带状疱疹发病急，疼痛剧烈，且多发于老年人。笔者根据耳部为肝胆经脉循行之处及大多数患者可见全身乏力，食欲减退，口苦、口腻，小便黄，苔黄厚腻、脉濡数等临床症状，辨证为肝胆经湿热内盛，瘀阻经络，自拟龙胆黛蝎消疹汤加减治疗该病。方用龙胆草配青黛清热燥湿，泻肝胆之火，直折肝胆经内盛之湿热，且青黛具有较强的抗病毒作用；瘀阻经络，瘀热内盛，故用牡丹皮、赤芍、丹参、乳香、生蒲黄以凉血化瘀，通络止痛；蚕沙通络止痛效佳，配车前子可使湿热之邪从小便而去；全蝎通络而解痉止痛，加入本方可增强通络消瘀止痛之功；方中再加少量柴胡，引药直达病所。如此配伍，临床收效显著。且所有患者均未遗留神经痛症状。

(该文收录于《中国中医急症》2009 年第 18 卷第 8 期)

加味射干麻黄汤治疗支气管哮喘急性发作 100 例

支气管哮喘是气道的一种慢性变态反应性炎症性疾病，这种慢性炎症可导致气道高反应性、可逆性气流受限，并引起反复发作性喘息、气急、胸闷或咳嗽等症状。笔者 2001—2004 年采用加味射干麻黄汤治疗支气管哮喘急性发作 100 例，取得较好临床效果，现报告如下。

一、资料与方法

（一）一般资料

全部患者均为门诊患者，符合 2002 年中华医学会呼吸病学分会哮喘学组《支气管哮喘防治指南支气管哮喘的定义、诊断、治疗及教育管理方案》的诊断标准。所有患者均见反复发作性喘息、呼吸困难、胸闷或咳嗽，发作时双肺均可闻及散在或弥漫性、以呼气相为主的哮鸣音，呼气相延长。100 例中男性 67 例，女性 33 例；年龄分布在 5～61 岁，平均 32 岁；病程最长 25 年，最短 3 年，平均 17 年；该次急性发作，病程最长 11 天，最短 3 天，平均 7 天；已经中西药治疗者 81 例，其余 19 例未经任何药物治疗。

（二）治疗方法

予加味射干麻黄汤，药用：射干、生麻黄、制半夏、五味子、大枣、炙款冬花、炙紫菀、地龙、全蝎（研粉冲服）各 10g，北细辛 3g，锻磁石 30g（先煎）。因感染而出现痰黄稠、恶寒发热者加青黛 10g（包煎），浙贝母、生石膏、鱼腥草各 30g；因吸入过敏物或伴过敏性鼻炎，出现鼻塞、清涕与喷嚏频作者加辛夷花、苍耳子、露蜂房各 10g；嗳气、脘胁胀闷者加炙旋覆花、槟榔各 10g，沉香 3g（研粉冲服）。每日 1 剂，水煎，分 3 次温服。

二、疗效观察

（一）疗效标准

显效：喘息、呼吸困难、胸闷、咳嗽及其他症状消失，听诊两肺基本无哮鸣者。好转：喘息、呼吸困难、胸闷及其他症状明显减轻，听诊肺部偶闻及哮鸣音。无效：喘息、呼吸困难、胸闷、咳嗽及其他症状仍然存在，听诊两肺仍可闻及哮鸣音。

（二）治疗结果

本组 100 例，显效 72 例（72％），好转 28 例（28％），无无效者。服药最短者 7 天，最长 15 天，平均 9 天。

三、讨论

射干麻黄汤系张仲景《金匮要略》用治"咳而上气，喉中水鸡声"的名方。支气管哮喘急性发作时，患者多出现呼吸急促、喉中痰鸣如水鸡声的主症，究其病机，显系痰饮闭肺、肺气上逆。故笔者遇此均投射干麻黄汤加味治之。因支气管哮喘急性发作时均有支气管痉挛的病理改变（气道高反应性），故方中加入地龙、全蝎以解痉平喘，再加重镇之锻磁石以降气平喘，如此配伍，则切中病机，而能取得较好的临床效果。

（该文收录于《中国中医急症》2006 年第 15 卷第 6 期）

加味龙胆泻肝汤治疗急性痛风性关节炎 100 例

急性痛风性关节炎是嘌呤代谢紊乱导致高尿酸血症所引起的以发热不适、四肢小关节疼痛为主要临床表现的疾病。目前，西医多采用非甾体类解热止痛剂治疗，而该类西药对胃肠道及血常规有明显影响。笔者 2002—2005 年采用加味龙胆泻肝汤治疗本病 100 例，收到满意疗效。现报告如下。

一、资料与方法

（一）一般资料

所选病例均为我院门诊患者，均起病急骤，半夜或清晨发作，初为单个关节发炎，多为第一趾关节，然后累及足跟、指、趾关节及其他中小关节，受累关节有明显红、肿、热、痛，疼痛剧烈，甚至脚不能任地，患者均伴有发热、白细胞增高、血沉加速，血尿酸 $>420\mu mol/L$。X 线检查示 24 例关节显影正常，76 例关节面附近的骨骺后部出现圆形缺损。100 例中男性 96 例，女性 4 例；年龄分布在 21～48 岁，其中 21 岁 2 例，22～37 岁 10 例，38 岁 6 例，39～48 岁 82 例；反复发作者 76 例，初次发作者 24 例；病程最长 12 天，最短 7 天，平均 9 天；已经用过解热止痛西药治疗的 42 例（其中 36 例有胃肠道反应或血常规检查结果受影响），其余 58 例未经过任何药物治疗。

（二）治疗方法

予加味龙胆泻肝汤，药用：龙胆草、栀子、黄芩、生地黄、车前子、柴胡、泽泻、木通、制乳香、川牛膝、赤芍各 10g，当归、全蝎（研粉冲服）、生甘草各 6g，丹参 15g，金银花藤 30g。发热较剧、血象升高明显者加生石膏 30g、生青蒿 12g；胃纳较差或素有胃疾者龙胆草减至 6g，另加木香 10g、鸡内金 15g。每日 1 剂，水煎，分 3 次温服。7 天为 1 个疗程。

二、疗效观察

（一）疗效标准

关节红、肿、热、痛消失，体温、血常规、血沉正常，血尿酸浓度降低为显效；关节红、肿、热、痛减轻，体温正常或略高，血常规、血沉接近正常为好转；关节红、肿、热、痛依然存在，体温、血常规、血沉、血尿酸浓度异常为无效。

（二）治疗结果

本组 100 例，显效 82 例，好转 18 例，全部有效。服药最短 5 天，最长 9 天，平均服药 7 天。均未出现胃肠道反应及血常规异常等。

三、讨论

龙胆泻肝汤系《医方集解》所载，该方泻中有补，利中有滋，能清肝胆经实热火毒，利肝胆经湿浊，循经所发诸症可相应而愈。足厥阴肝经起于人体足大趾，急性痛风性关节炎发病时多起于第一趾关节，然后累及足跟、指、趾关节及其他中小关节，受累关节出现明显红、肿、热、痛，且患者表现出心烦、口苦咽干、小便黄少、舌苔黄腻、脉弦数等症。中医辨证系肝胆经湿热下注，经络阻滞，瘀热内盛。故选用加味龙胆泻肝汤治疗。本方中龙胆泻肝汤清利肝胆湿热；加丹参，制乳香以增强化瘀通络止痛之效；瘀热内盛则加赤芍、金银花藤凉血化瘀清热；关节红、肿、热、痛多在下部，再加川牛膝以引药直达病所；全蝎一味，通络而解痉止痛，加入本方能明显增强通络消瘀止痛之功。诸药配伍，故能取得较为满意的临床效果。

（该文收录于《中国中医急症》2006 年第 15 卷第 12 期）

加味阳和汤治疗肩周炎 100 例

　　肩周炎为肩部肌腱、韧带、关节囊和滑膜囊等软组织慢性劳损及退行性改变引起的非特异性炎症，是以肩关节疼痛和功能活动受限为特征的一种中老年常见疾病。目前西医治疗多采用理疗、按摩、封闭等方法，中医多采用祛风散寒、除湿通络或加大剂辛热之品等方法治疗，效果均欠理想。笔者采用加味阳和汤治疗该病，取得了较好的临床效果，现将 1994—1997 年收治的 100 例患者报道如下。

一、临床资料

　　本组 100 例患者临床表现：肩部疼痛，夜间加重，肩关节主动和被动外展、外旋及后背上抬等均受限制，不便脱衣、梳头、洗脸，肩峰下有广泛压痛。本组 100 例患者中，男 17 例，女 83 例；年龄分布在 46～78 岁，其中 46 岁 2 例，47～48 岁 8 例，49 岁 11 例，50～63 岁 72 例，64～77 岁 6 例，78 岁 1 例；病程最长 6 年，最短 5 个月，平均病程 2 年零 3 个月。其中肩关节疼痛、局部有冷感者 68 例，伴有心累、气短、失眠、夜尿多等全身症状者 77 例。已经过西医理疗、按摩、封闭等方法治疗的 61 例，经过中医祛风散寒、除湿通络加制附片、制川乌等治疗的 28 例，经过中西医同时治疗的 11 例。

二、治疗方法

　　基本方：熟地 30 克，鹿角胶（兑服）、丹参、黄芪各 20 克，白芥子、炮姜、制乳香、当归尾各 10 克，炒麻黄 6 克，上肉桂（冲服）、北细辛、生甘草各 3 克。加减：胃纳较差或素有胃疾者，上方熟地减至 20 克，另加木香 10 克、鸡内金 15 克；口干舌燥有化热之忧者加知母 10 克。每日 1 剂，水煎，分 3 次温服。

三、治疗效果

疗效标准：患者肩关节疼痛消失，功能活动恢复正常，全身其他症状明显改善，随访 2 年未复发者为痊愈；患者肩关节疼痛基本消失，功能活动未完全恢复者为好转；患者肩关节疼痛、功能活动受限依然存在者为无效。

治疗结果：100 例患者服药后，痊愈 83 例，好转 17 例，全部有效。本组病例服药最短 7 天，最长 15 天，平均服药 11 天。

四、病案举例

吴某某，女，62 岁，退休工人，1994 年 7 月 9 日初诊。患者自诉患"肩周炎"5 年，历经西医理疗、按摩、封闭及中药治疗，效果不显。夜间因疼痛而影响睡眠，日常生活均受影响，患者甚为痛苦。刻诊：患者肩部冷痛，肩关节主动和被动外展、外旋及后背上抬均受限制，肩峰下有广泛压痛，伴有心累、气短，失眠、多梦，面色欠润，夜尿多，腰以下有冷感，舌质淡，苔薄白，六脉沉细。出示前医处方，均羌活、防风、乌梢蛇或制附片、制川乌之属。余辨证为阳气虚弱，气血亏损，寒凝血滞。治宜温阳补血，散寒通滞。方选加味阳和汤治之，每日 1 剂，水煎，日服 3 次。服 5 剂后，患者诸症明显减轻，但患者胃纳欠佳。前方熟地减至 20 克，另加木香 10 克、鸡内金 15 克，再进 7 剂，患者肩关节疼痛消失，功能活动恢复正常，全身其他症状明显改善。随访 2 年，病未复发。

五、体会

肩周炎类似中医之"肩凝""五十肩"。经云:"因形而生病""邪之所凑,其气必虚"。从临床观察,该病老年患者居多,患病后多表现为肩关节疼痛,局部有冷感,同时伴有心累、气短、失眠、夜尿多、舌质淡、脉沉细等症。这是阳气虚弱,气血亏损,寒凝血滞的明证。据此主要病机,笔者选用了《外科证治全生集》治阴疽阳虚寒凝证的名方阳和汤加味治疗该病。因该方能温阳补血,散寒通滞,于补益之中寓温通之义,再加入化瘀通络之品,故用于肩周炎的治疗,较为贴切。加味阳和汤方中,重用熟地,温补营血为君药,鹿角胶生精补髓,养血助阳,二药配伍是治其本;炮姜、肉桂散寒温经,引熟地、鹿角胶直达病所;麻黄辛温宣散,发越阳气以祛散寒邪;白芥子去皮里膜外之痰,四药合用主治其标,能使血气宣通,且又使熟地、鹿角胶补而不腻,北细辛散寒通滞,丹参、制乳香化瘀通络止痛,生甘草调和诸药。全方共奏温阳补血,散寒通滞之功,因此方用药属扶正祛邪,阴中求阳,温而不燥,既有别于祛风散寒、除湿通络或加大剂辛热之品等中医治疗肩周炎的常规方法,又符合老年人的生理、病理特点,故用该方治疗肩周炎,能取得较为满意的临床效果。

(该文收录于《四川中医》2002 年第 20 卷第 1 期)

中医辨治带状疱疹后遗神经痛

一、阴虚肝郁，瘀阻经络

赵某，女，65岁，1997年6月25日初诊。患者患有糖尿病10余年，平时服用西药降血糖，病情稳定。5个月前患带状疱疹，右胁肋疱疹成束带状，灼热刺痛难忍，经西医抗病毒、止痛治疗后，疱疹于一个月左右消退，但遗留神经痛。西医给予连续硬膜外阻滞止痛，静脉给予抗炎、止痛、增强免疫力药，并服活血化瘀止痛中药，效果欠理想。刻诊：患者面色潮红，痛苦面容，右胁肋连及后背疱疹消退处沿神经分布剧烈疼痛，甚至衣物摩擦亦引起剧烈灼痛，并有针刺感，伴吞酸吐苦，咽干口燥，腰膝酸软，舌红少津，舌边有瘀斑，脉虚弦。此为肝肾阴虚、血燥气郁兼瘀阻经络，治宜滋阴柔肝佐以化瘀通络止痛。方选一贯煎加味：明沙参15克，麦冬10克，当归10克，生地黄30克，枸杞12克，川楝子6克（炒炭），白芍15克，炙甘草6克，丹参15克，制乳香10克，全蝎6克（研粉吞服）。每日1剂，水煎，日服3次。5剂后患者疼痛明显减轻，但胃脘部略觉不适，前方生地减至15克、制乳香减至6克，另加木香10克、砂仁10克（另包后下），再进6剂，患者疼痛消失，其他症状明显改善，前方继进2剂，以资巩固。随访2年，病未复发。

二、血虚寒滞，瘀阻经络

朱某，女，41岁，1998年10月12日初诊。患者半年前患带状疱疹，左小腹疱疹呈束带状，灼热刺痛，经西医治疗后，疱疹于一个月左右消退，但遗留神经痛。西医给予连续硬膜外阻滞镇痛及外用芬太尼缓释透皮贴剂，并经多处中医治疗，效果欠理想。刻诊：左小腹疱疹消退处（约 10cm）感剧烈疼痛，闻及噪声或情绪紧张则疼痛加剧，西医妇科检查排除附件炎、肿瘤及其他妇科炎症。手足时有冷感，面色㿠白，心悸失眠，月经量少、延后，来潮时腹痛夹血块（现经期未至），舌淡，苔白，舌边有瘀斑，脉沉细。查其先前所服多为活血化瘀止痛或化瘀止痛合清热通利方。此为血虚寒滞，治宜温经散寒、养血通脉佐以化瘀通络止痛。方选当归四逆汤加味：当归 12 克，大枣 10 克，通草 10 克，北细辛 3 克，白芍 15 克，桂枝 10 克，生甘草 6 克，丹参 15 克，制乳香 10 克，全蝎 6 克（研粉吞服）。每日 1 剂，水煎，日服 3 次。3 剂后患者疼痛明显减轻，但患者胃纳稍差，前方加鸡内金 30 克，再进 5 剂，患者疼痛消失，其他症状明显改善，前方继进 2 剂，以资巩固。随访 2 年，病未复发。

三、正气亏虚，瘀阻经络

周某，男，67 岁，1999 年 12 月 11 日初诊。患者 2 年前患肺癌，经手术后进行化疗治疗，病情稳定。3 个月前患带状疱疹，经西医治疗一个月左右疱疹消失，但出现后遗神经痛。西医给予连续硬膜外阻滞镇痛，同时静脉给予抗炎、止痛及增强免疫力药，外用芬太尼缓释透皮贴剂，并服活血化瘀止痛中药，效果欠理想。刻诊：患者胸部疱疹消退处感剧烈疼痛，痛处无灼热感，衣物摩擦、谈话甚至抬肩则疼痛加剧，伴面色青晦，全身乏力，下肢软弱，稍加走动则气短难续，纳呆，大便微溏，舌质淡，苔白，舌边有瘀斑，脉细缓。此为正气亏虚，瘀阻经络，治宜补气扶正佐以化瘀通络止痛。方选补阳还五汤加味：生黄芪 60 克，当归 10 克，赤芍 10 克，川芎 6 克，桃仁 6 克，川红花 6 克，地龙 10 克，丹参 10 克，制乳香 6 克，全蝎 6 克（研粉吞服）。每日 1 剂，水煎，日服 3 次。5 剂后患者疼痛明显减轻，前方加白蔻仁 10 克，砂仁 10 克（均另包，后下），再进 6 剂，患者疼痛消失，其他症状明显改善，前方继进6剂，以资巩固。随访2年，病未复发。

四、体会

带状疱疹后遗神经痛虽然临床主要表现为疼痛，但医者在治疗时切忌见痛治痛，亦不应局限于活血化瘀止痛，当谨遵"观其脉症，知犯何逆，随证治之"之旨，方能取得满意效果。案一，系肝肾阴虚、血燥气郁兼瘀阻经络所致，故用一贯煎加味滋阴柔肝，稍事化瘀通络，如此标本兼治，肝体得柔，瘀去络通，疼痛自愈。案二，系血虚寒滞兼瘀阻经络所致，单用活血化瘀止痛，显然未及根本，若再用清热通利之品则更伤阳气，故用当归四逆汤加味温经散寒，养血通脉，稍事化瘀止痛，如此则阴血充，寒邪除，阳气振，经脉通而疼痛自愈。案三，系正气亏虚、瘀阻经络所致，单用血府逐瘀汤等活血化瘀方剂更耗正气，故用补阳还五汤补气扶正，佐以化瘀通络止痛，如此则使气旺血行，祛瘀而不伤正，则疼痛自愈。上述三案，均在治本的基础上加入丹参、制乳香以增强化瘀止痛之功；因"久病入络"，故加入全蝎以增强通络解痉止痛之效。

（该文收录于《中国中医急症》2004年第13卷第3期）

中焦宣痹汤在急症中的运用

中焦宣痹汤系吴鞠通《温病条辨·中焦篇》治湿热深入骨骱的名方，由连翘、焦栀子、蚕沙、赤小豆、薏苡仁、杏仁、木防己、滑石、半夏组成，原方主治"湿聚热蒸，蕴于经络，寒战热炽，骨骱烦疼，舌色灰滞，面目痿黄"。笔者于临证中，大凡遇疾病表现出湿热内盛、经络阻滞、瘀热鸱张时均选用该方加减治疗，取得满意效果。现介绍如下。

一、急性痛风性关节炎

郑某，男，45岁，1997年10月19日初诊。患者自诉患痛风12年，反复发作数次，每次因饮酒与食豆制品、海鲜而发作。3天前突然疾病复发，就诊于某医院，服保泰松、消炎痛等效果不显，因胃肠道出现不适而停药。刻诊：患者足趾关节与足踝关节红、肿、热、痛，着地困难（由他人扶持来诊），伴有身热，心烦，口苦，胃脘痞闷，纳呆，大便微溏，小便黄少，舌质红，苔黄腻，脉濡数。体温38.7℃，血常规检查：白细胞（WBC）8.5×10^9/L，中性粒细胞百分比（NEU）80%，血沉45mm/h，血尿酸756μmol/L；X线检查示关节面附近骨骱部出现圆形缺损。此为湿热深入骨骱，经络阻滞，瘀热内盛。治宜清热除湿、化瘀通络。方选中焦宣痹汤加味，药用：连翘、焦栀子、杏仁、木防己、滑石、京半夏、制乳香、赤芍、青蒿、木香各10克，赤小豆、金银花藤、生石膏各30克，薏苡仁、蚕沙（布包）、丹参各15克。每日1剂，水煎，日服3次。2剂后患者诸症明显减轻，体温恢复正常，已能行走。前方去生石膏、青蒿，再进3剂，诸症消失，血常规、血沉恢复正常，血尿酸 $452\mu\mathrm{mol/L}$。

二、带状疱疹

魏某，男，47 岁，1998 年 3 月 23 日初诊。患者 5 天前身感疲乏，伴轻度发热，继后腰胁部出现黄豆大水疱，疼痛难忍。某医院诊断为带状疱疹，经中西药治疗效果不显。刻诊：腰胁部水疱排列成束带状，灼热刺痛，夜难成寐，心烦口苦，小便黄少，舌质略红，苔黄厚腻，脉弦数。此为湿热内盛，经络阻滞，瘀热鸱张。治以除湿清热、化瘀通络止痛。方选中焦宣痹汤加味，药用：连翘、焦栀子、杏仁、木防己、滑石、京半夏、生蒲黄、全蝎（研粉吞服）、青黛（布包）、赤芍各 10 克，赤小豆、薏苡仁各 30 克，蚕沙 20 克（布包）。每日 1 剂，水煎，日服 3 次。6 剂后患者症状消失而病愈。

三、鼻衄

郑某，男，12 岁，1999 年 7 月 11 日初诊。患者反复鼻衄 1 个月余，3 天前食火锅后症状加重，某医院诊断为鼻中隔前下方出血，用止血剂、油纱条塞鼻等治疗，并服清肝泻肺、凉血止血中药，效果不显。刻诊：鼻衄不止，面色晦滞，心烦，口腻，不思饮食，口中臭秽，大便干结，小便黄少，苔黄厚腻，舌质略红，脉濡数。此属湿热内壅，气机受阻，瘀热鸱张，肺络受损。治以化湿清热、宣畅气机，佐以凉血宁络。方选中焦宣痹汤加味：连翘、焦栀子、杏仁、木防己、滑石、京半夏、降香、熟大黄、丹皮、川牛膝各 10 克，赤小豆、薏苡仁、代赭石（布包先煎）、白茅根各 30 克。每日 1 剂，水煎，日服 3 次。服 2 剂后，患者鼻衄止，已思食，二便亦通，前方去代赭石、熟大黄，白茅根减至 15 克，再进 3 剂而愈。

四、体会

中焦宣痹汤组方严谨，药物配伍精当，诚为吴鞠通经典之作。方中木防己祛经络之湿；杏仁开肺气；连翘、赤小豆分别清气分、血分之湿；薏苡仁淡渗而缓急止痛；半夏燥湿，蚕沙化浊；焦栀子、滑石使湿热从小便而去。故临床但见湿热内盛、经络阻滞、瘀热鸱张者均可用该方加减治之，多能应手取效。

案一急性痛风性关节炎所表现的关节红、肿、热、痛，按中医辨证其病机昭然，故用该方治之，加丹参、制乳香以增化瘀通络止痛之力；加赤芍、银花藤凉化瘀清热；关节红肿热痛多在下部，以牛膝引药直达痛处；则能明显增强活血消瘀之功。

案二带状疱疹患者的主症是灼热刺痛，综合脉症，显属湿热内盛，经络阻滞，瘀热鸱张。故以中焦宣痹汤加青黛、板蓝根清热解毒，全蝎解毒散结、通络止痛，赤芍、蒲黄凉血祛瘀止痛。如此配伍则毒邪解，湿热除，瘀去络通。

案三鼻衄按中医常法治之不效，细审脉症，是为湿热内蕴，气机受阻，瘀热鸱张，肺络受损使然。故用中焦宣痹汤化湿清热、宣畅气机，佐凉血宁络，又以代赭石镇肝降气，故取效甚速。

（该文收录于《中国中医急症》2004年第13卷第1期）

加味中焦宣痹汤治疗急性痛风性关节炎 50 例

急性痛风性关节炎是嘌呤代谢紊乱导致高尿酸血症所引起的以发热不适、四肢小关节疼痛为主要临床表现的疾病。目前，西医多采用解热止痛的方法用秋水仙碱等药物进行治疗，而该类西药对人体胃肠道及血象又有明显的影响，笔者采用加味中焦宣痹汤进行治疗，对于缩短病程，减少临床副作用，有着明显的优势。现将 1995—1998 年收治的 50 例急性痛风性关节炎患者报道如下。

一、临床资料

本组 50 患者例临床表现：起病急骤，半夜或清晨发作，初为单个关节发炎，多为第一趾跖关节，然后累及足跟、指、趾关节及其他中小关节，受累关节有明显红、肿、热、痛，疼痛剧烈，甚至脚不能任地，均伴有发热、白细胞增高、血沉加速，血尿酸浓度大于 $420\mu mol/L$。X 线检查结果：12 例关节显影正常，38 例显示关节面附近的骨骺部出现圆形缺损。本组 50 例中，男 48 例，女 2 例；年龄分布在 21～48 岁，其中 21 岁 1 例，22～37 岁 5 例，38 岁 3 例，39～48 岁 41 例。50 例中，属反复发作者 38 例，初次发作者 12 例。该次发作病程最长 12 天，最短 7 天，平均病程 9 天。已经过解热止痛的秋水仙碱等西药治疗的 21 例（其中 18 例有胃肠道反应或血象受影响），其余 29 例未经过任何药物治疗。

二、治疗方法

基本方：木防己、杏仁、滑石、连翘、山栀、半夏、制乳香、炒甲珠、川牛膝、赤芍各 10 克，赤小豆、银花各 30 克，薏苡仁、晚蚕沙（包煎）、丹参各 15 克。加减：发热较剧，血象升高明显者，加生石膏 30 克、生青蒿 12 克；胃纳较差或素有胃疾者，上方蚕砂减至 10 克，另加木香 10 克，鸡内金 15 克。每日 1 剂，水煎，分 3 次服。

三、治疗效果

疗效标准：患者关节红、肿、热、痛消失，体温、血象、血沉正常，血尿酸浓度降低为显效。患者关节红、肿、热、痛减轻，体温正常或略高，血尿酸浓度略有降低为好转。患者关节红、肿、热、痛依然存在，体温、血象、血沉、血尿酸浓度异常为无效。

治疗结果：50 例患者服药后，显效 41 例，好转 9 例，全部有效。本组病例服药最短 5 天，最长 9 天，平均服药 7 天，并且均未出现胃肠道反应，血象也未受影响。

四、病案举例

朱某某，男，41 岁，工程师，1996 年 9 月 12 日初诊。患者自诉患痛风 11 年，反复发作数次，每次因饮酒与食豆制品而发作，已在某医院就诊，服保泰松、消炎痛等 3 天，效果不显，因胃肠道出现不适而停药。刻诊：患者足趾关节与足跟红、肿、热、痛，任地困难，由他人扶持来诊，伴有身热、心烦、口苦、胃脘痞闷、纳呆、大便微溏、小便黄少，舌质红、苔黄腻，脉濡数。体温 38.5℃。实验室检查：白细胞 8.5×10^9/L，中性粒细胞百分比 80%，血沉 41mm/h，血尿酸浓度 714μmol/L。X 线检查：关节面附近的骨骺部出现圆形缺损。中医诊断：湿热深入骨骺，经络阻滞，瘀热内盛。治宜除湿清热，化瘀通络止痛。方选加味中焦宣痹汤，原方加木香、生青蒿各 10 克，鸡内金、生石膏各 15 克。每日 1 剂，水煎，日服 3 次。患者服 2 剂后，诸症明显减轻，体温恢复正常，已能行走。前方去生石膏、生青蒿，再进 3 剂，诸症消失，血象、血沉恢复正常，血尿酸浓度 535.5 μmol/L。

五、体会

中焦宣痹汤是吴鞠通《温病条辨》中焦篇治湿热深入骨骱的名方，原方主治"湿聚热蒸，蕴于经络，寒战热炽，骨骱烦疼，舌色灰滞，面目痿黄"。急性痛风性关节炎所表现的临床症状按中医辨证，其病机恰与湿热深入骨骱，经络阻滞、瘀热内盛的病机相吻合，故选用该方主治，较为贴切。方中木防己急驱经络之湿，杏仁开肺气之先，连翘、赤小豆分别清气分、血分之湿热，薏苡仁淡渗而缓急止痛，半夏辛平而主寒热，蚕沙化浊道中清气，焦栀子、滑石使湿热从小便而去，加丹参、制乳香可以增化瘀通络止痛之效；瘀热鸱张又加赤芍、金银花藤凉血化瘀清热；因关节红、肿、热、痛多在下焦，再加川牛膝以引药直达病所，能明显增强活血消瘀之功。急性痛风性关节炎使用本方能明显缩短病程，且无临床副作用。痛风是一个反复发作的顽固性疾患，不论是初次发作或者慢性期急性发作，均可使用本方进行治疗。

（该文收录于《四川中医》1999 年第 17 卷第 2 期）

镇肝敛阴汤治疗顽固性鼻衄

笔者于1990年4月—1991年6月，以自拟镇肝敛阴汤治疗顽固性鼻衄35例，全部治愈。患者均为经西医五官科诊断为"鼻中隔前下方出血"（Little氏区出血）并先后经西医、中医单验方治疗，效果不显者。35例患者病程最长9年，最短4年，年龄最大17岁，最小6岁。治愈服药最少7剂，最多15剂。治愈后随访均未见复发。

镇肝敛阴汤方：代赭石（包煎）、白芍、白茅根各30克，旋覆花、牡丹皮、五味子、乌梅、川牛膝各10克，生蒲黄6克。煎服，每日1剂。纳呆者加炒楂曲15克，便秘者加熟地6克。

李某某，男，12岁，1990年4月17日诊。患鼻衄5年，严重时一个月数发，某院五官科诊断为"鼻中隔前下方出血"。迭经西医、中医单验方治疗，未得根治。3天前鼻衄发作，服清肺凉血止血中药不效，后西医给予止血药、局部压迫止血而血暂止，本日清晨鼻衄又发作。刻诊：鼻孔用纸填塞，血不时浸出，面色欠佳，时感热气上冲，口微苦，苔薄黄，舌质略红，六脉弦细数。投服镇肝敛阴汤，2剂后血止，再服5剂以资巩固，随访至今未复发。

体会：该类患者多有自觉热气上冲，口微苦，以及舌红脉弦之征，断为肝阴不足，火旺气逆，血随气上，假肺道而出，导致鼻衄。故笔者未按常规治疗方法治疗，而以镇肝敛阴法取效。方以代赭石、旋覆花镇肝降气，气降则火降，鼻衄自止。白芍敛阴止血，配乌梅、五味子以增其效。佐牡丹皮、白茅根凉血止血，川牛膝引血下行，生蒲黄活血祛瘀，使血止而不留瘀。

（该文收录于《四川中医》1994年第12期）

"黛蝎消疹汤" 治疗带状疱疹

笔者于 1987 年 3 月—1988 年 5 月，以自拟"黛蝎消疹汤"治疗带状疱疹 30 例，全部治愈。其中 10 天内愈者 16 例，15 天内愈者 13 例，20 天内愈者 1 例；服药最少 6 剂，最多 14 剂。

"黛蝎消疹汤"方：青黛粉（包煎）、生蒲黄、牡丹皮、赤芍各 10 克，全蝎（研粉吞服）5～10 克，板蓝根、薏苡仁各 30 克，蚕沙（包煎）、萆薢、土茯苓各 20 克。每日 1 剂，煎服。纳呆者加木香 10 克；疼痛甚者加五灵脂 10 克；皮损完全消退后，仍遗留有神经痛者，去板蓝根加丹参 20 克、红花 10 克、鸡血藤 30 克。

魏某某，男，42 岁，1987 年 3 月 12 日诊。患者五天前身感疲乏伴轻度发热，继后腰肋部出现黄豆状的水疱，疼痛难忍。外院诊断为带状疱疹，经中西医药治疗，效果不显。刻诊：腰肋部水疱排列成束带状，灼热刺痛，夜难成寐，心烦口苦，小便黄少，舌质略红，苔黄腻，脉弦数。中医诊断为"缠腰蛇丹"，投服"黛蝎消疹汤"，6 剂后症状消失而愈。

体会：笔者根据本病以刺痛为主症，病毒感染为特点，组成了解毒除湿、化瘀止痛的黛蝎消疹汤。方中青黛、板蓝根清热解毒，且有较强的抗病毒作用；全蝎解毒结散，通络止痛；生蒲黄活血祛瘀；牡丹皮、赤芍凉血化瘀止痛；蚕沙、薏苡仁、萆薢、土茯苓利湿清热，使湿热之邪从小便而去。如此配伍则毒邪解，湿热除，瘀去络通，其病自愈。

（该文收录于《四川中医》1990 年第 12 期）

间质性肺炎的中医治疗

　　现代医学从解剖学的角度将肺炎分为大叶性肺炎、肺段性肺炎、小叶性肺炎、间质性肺炎。抗生素治疗前几种肺炎效果比较好，唯独间质性肺炎治疗效果较差，这是因为间质性肺炎病毒感染所占比重较大。而治疗病毒感染，西医西药不占优势。同时，有一定效果的红霉素、四环素久用又有较为明显的副作用。因此，笔者在中医治疗上进行探索，有其积极意义。该病属于中医"咳嗽"的范畴，笔者根据中医辨证施治原则进行分型治疗，现介绍如下。

一、肝火犯肺型

　　患者临床表现为咳嗽剧烈，咳引胸胁痛，夜间尤甚，有痰难咯，口苦，小便黄，大便秘结，苔薄黄，舌质红，脉弦数。胸部 X 线检查可见：肺纹理增粗、增多、模糊、交错为细网影，其内可见小点状阴影，多呈局限性或弥漫性分布，多见于双下肺。血常规检查：淋巴细胞升高。据上述脉证辨证为肝火犯肺，肺失清肃，治以清肝泻肺，化痰止咳。药用：青黛（包煎）、浙贝母、蛤粉、黄荆子、黄芩、青皮、郁金、枳壳、桔梗、竹茹、丹参、丝瓜络等。

二、湿热蕴肺型

　　患者临床表现为有烟、酒嗜好，咳嗽时轻时重，有时伴有低热，胸闷，痰黄稠难咯，身倦，纳呆，口苦、口腻，小便黄少，大便溏而不爽，苔黄厚腻，舌质红，脉濡数，证属湿热蕴肺、肺失宣畅，治以化湿清热，宣肺止咳，调畅气机。药用：藿香、石菖蒲、白蔻仁（后下）、黄芩、连翘、射干、茵陈、滑石、木通、薄荷（后下）、浙贝贝母、僵蚕、郁金，有低热者加青蒿、芦竹根。

三、风痰闭肺型

该类患者多用过多种中西药、单方与验方，病情反复，稍遇感冒咳嗽就加重。临床症见喉痒则咳，白涎痰难以咯出，胸闷，甚至气紧等，苔薄白，舌质淡，脉浮紧。治以疏风化痰，宣肺止咳。药用：荆芥、陈皮、紫菀、白前根、炙百部、枳壳、桔梗、僵蚕、蝉蜕、生麻黄、肺筋草、丹参、橘络等。

四、痰瘀阻肺型

该类型多见于慢性肺间质纤维化的患者。临床症见时而咳嗽、胸闷、胸痛（时而刺痛，时而牵引至背），有痰难咯，苔薄白，舌有瘀斑，脉弦涩。治以化痰散瘀，宣肺通络。药用：苏木、炒麻黄、白芥子、蛤粉、枳壳、桔梗、丹参、川红花、降香、土鳖虫、丝瓜络等。

体会：间质性肺炎属于顽固性肺系疾病，必须按照中医辨证施治，理法方药丝丝入扣，方能奏效。考虑到感染在肺间质，药力难以达到，结合中医"久病多瘀"的观点，在治疗各型该病患者的处方中加用活血化瘀的丹参、苏木等显得尤为重要。这样一方面能改善局部循环，另一方面能促进炎症吸收，同时也能使药力直达病所。因患者咳嗽日久，痰又难于咯出，肺络阻滞之状也较为明显，所以宣通肺络及散结化痰之品也必不可少。该病后期，患者极易出现咳嗽时轻时重，反复发作，并且易患感冒，此时应及时予以扶正祛邪之品，这样既能增强患者体质，同时又能驱除肺中残留的邪气。值得注意的是，服药一段时间后，应该复查 CT，若炎症已经完全控制，方可停药。

从湿热角度论慢性咳嗽

慢性咳嗽是以咳嗽为唯一症状或主要症状，时间超过 8 周，胸部 X 线检查无明显异常的病症。其主要病因包括上呼吸道感染、胃食管反流综合征、咳嗽变异性哮喘、嗜酸性粒细胞性支气管炎等。其病程较长，西医临床治疗效果欠佳。在中医临床中，慢性咳嗽属于"久咳""久嗽"的范畴。慢性咳嗽的病因不外分为外感六淫侵袭及脏腑功能失调等，其中湿热之邪引起的慢性咳嗽在临床上并不少见，且表现出迁延难愈的特点。

一、病因病机

外感六淫是引起湿热型慢性咳嗽最常见的病因。

《河间六书》的《咳嗽论》谓"寒、暑、燥、湿、风、火六气，皆令人咳"。六淫多相合为病，湿热相夹蕴于肺，肺失宣降，引而为咳。薛雪的《湿热论》谓："湿热之邪，从表伤者，十之一二，由口鼻而入者，十之八九。"脏腑功能失调是湿热内生的首要病因。脾胃功能尤为重要。脾胃为后天之本，主水谷运化，若饮食不节、恣食生冷或脾胃素虚及过度劳累，皆可导致脾胃运化功能失调；脾胃为气机升降之枢，脾胃运化功能失调，水湿内停，郁而化热，湿热夹杂循经上犯于肺，亦可湿邪内停，外感湿热病邪，内外相合发为湿热。即《温病条辨》所云"内不能运水谷之湿，外复感时令之邪"。薛雪指出："太阴内伤，湿饮停聚，客邪再至，内外相引，故病湿热。"湿热为病多阻滞气机，湿热邪气除直接犯肺致肺气宣降失调而引发咳嗽外，其还影响全身的气机。章虚谷说："湿土之气同类相召，故湿热之邪始虽外受，终归脾胃。"湿热阻滞脾胃运化，水湿内停，痰湿上承于肺，肺失宣降而为咳，津液失布散，化而为痰。肝气主升，肺气主降，脾胃属中焦，脾气主升，胃气主降，乃人体气机运行中枢。湿热阻滞脾胃气机，可致肝气失于上升，而肺气不能肃降，而上逆为咳。肺与大肠相表里，气机升降相因，肺气下达故大肠能够传导，大肠传导正常则不致浊气上干于肺，湿热蕴结于大肠，故而为咳嗽。刘正操等从大肠湿热角度治疗慢性咳嗽，取得了较好疗效，从而进一步证实肺与大肠的相关性。

二、临床表现

《素问·咳论》谓"五脏之久咳，乃移于六腑""久咳不已，则三焦受之"。除了肺脏病变表现外，湿热性慢性咳嗽的症状多伴有其他脏腑病变表现。湿热为病，首犯肺卫，出现反复咳嗽前常伴有身热、微恶风寒、头胀、胸闷、四肢酸痛的表现；湿邪黏滞，湿热犯肺则表现为反复咳嗽、咳痰不利、迁延不愈；湿热犯肺，肺失宣降可见胸闷，熏蒸咽喉则表现为咽痒；湿热蕴蒸于内，迫津液外泄可见手足汗出；湿邪重浊，困阻清阳，可见肢体困重，口苦口黏，大便黏滞不爽；湿为阴邪，易伤阳气，尤以脾阳为主，则可表现为脘痞腹胀，阻遏气机，津液失布，口干不欲饮或饮水不解渴，或欲饮水不欲咽。舌红苔黄腻、脉滑数等也是湿热表现。此外，史利卿等通过临床研究发现部分湿热型慢性咳嗽患者伴有背心凉症状，其与湿热阻滞气机、阳气失布，湿胜则阳微有关。

三、治法方药

湿热为患，郁上流下，弥漫三焦，波及他脏他腑，病变部位广泛，从三焦论治，应治以宣上、畅中、渗下的三焦分解法。上焦湿热蕴肺，肺气失宣，当以宣肺止咳、清热化湿治之。叶天士指出"莫如治肺，以肺主一身之气化也""肺不肃降，湿阻上焦，当开气分除湿""湿温阻于肺卫……当清上焦，湿走气自和"；中焦湿热中阻，脾胃运化失调，痰湿内生，当以清热化湿、燥湿运脾为主，"湿郁脾胃之阳，……宗古人导湿分消"；下焦湿热下注，水道失利，痰湿难以祛除于外，当清利湿热，所谓"治湿不利小便，非其治也"。湿热型咳嗽，其病机为湿热郁肺，肺失宣降，病位主要在肺，兼及脾胃，故治疗中当以肺脾同治为原则，治以宣肺止咳、清热化湿并举。湿热病邪是两邪夹杂，其病程缠绵，治其不能简单依据"热者寒之""湿者燥之"等理论。湿热相合，如油入面，蕴郁胶结，难以速化。吴鞠通认为"徒清热则湿不退，徒祛湿则热愈炽"。祛湿与清热需两者兼顾。治疗湿热型咳嗽，笔者常采用三焦分消治法。湿热并重者，予甘露消毒丹治之。甘露消毒丹出自《医效秘方》。方中黄芩善清肺、胃、大肠、肝、胆之热，连翘善清上焦心肺之热，二药兼顾上、中、下三焦，再配辛凉之薄荷，清中有宣，凉而不郁，使热有外出去路而无凉伏之忧，体现清轻宣达，展其气机之法。滑石长于清利三焦湿热，木通长于清利心经湿热，茵陈长于清利肝胆湿热，三药配伍可清上、中、下三焦湿热。白豆蔻、藿香、石菖蒲芳香化湿，醒脾利气，以复脾运；佐以射干、浙贝母泄肺利咽、化痰散结。上述药物配伍可使得三焦得通，气机得畅，湿热得清，肺气宣降得复。

四、经典病案

邓某某，男，46岁，2019年4月11日初诊。患者2个月余前因感冒后出现反复咳嗽、咳痰，无畏寒、发热，求助于西医诊治，行胸部CT及血常规检查无明显异常，支气管舒张实验阴性。于西医医院就诊，予头孢类药物及止咳药后患者病情无明显缓解。遂寻求中医诊治。就诊时患者咳嗽、咳黄痰，痰质黏稠难咯出，昼夜无明显差别，夜间因咳嗽影响睡眠，伴有胸闷、纳差，食后易腹胀，咽部疼痛，无明显反酸、嗳气等症状，大便不爽，小便无明显异常。有长期应酬饮酒史，有吸烟史。长期居住于成都。四诊：面色晦暗，声音略低沉，舌红苔黄腻，脉滑数。西医诊断：慢性咳嗽；中医诊断：慢性咳嗽病，辨证为三焦湿热证。予甘露消毒丹加减：藿香10克，石菖蒲10克，豆蔻10克，酒黄芩10克，连翘10克，川射干10克，茵陈15克，滑石粉10克，川木通 10 克，浙贝母 30 克，薄荷 10 克，桔梗 10 克，麸炒枳壳 10 克，郁金 10 克，降香 10 克，炒僵蚕 10 克，蝉蜕 10 克，白前 10 克，蜜紫菀 10 克，青黛 10 克，瓜蒌皮 10 克，蛤壳 20 克，丝瓜络 10 克，姜厚朴 10 克，蜜枇杷叶 10 克。5 剂，水煎服，1 日 1 剂，分三次服用。二诊：患者咳嗽次数明显减少，夜间能入睡，无咳醒，仍咳少量黏痰，痰液较前易咳出，咽部疼痛程度较前减轻，但仍感疼痛，面色较前稍改善；舌红苔黄，脉滑数。继续予前方，原剂量，5 剂，水煎服，1 日 1 剂，分 3 次服用。三诊：患者基本无咳嗽、咳痰症状，夜间能安静休息，咽痛症状完全缓解，舌红苔薄白，脉和缓，食欲较前改善，面色较前明显改善。患者诉头皮易脱屑，易脱发，未诉其他特殊不适，予前方基础上减去白前、紫菀、丝瓜络、蜜枇杷叶，加蜜旋覆花 10 克、炒蒺藜 10 克，佩兰 10 克。5 剂，水煎服，1 日 1 剂，分三次服用。

小结：慢性咳嗽是呼吸内科门诊的常见病及多发病，可极大地影响了患者的生活质量。西医治疗效果差强人意，可发挥中医独特的辨证论治优势。湿热为病可为外感及内生，其多犯脾胃，也可侵犯三焦，阻滞气机津液运布。治疗湿热型咳嗽，重点在肺，兼顾脾胃。从三焦分消湿热，可以事半功倍。本案中患者有长期饮酒史，为湿热型体质，又因其长期居住于成都，属湿热较重之地，内外相因，易得湿热病。患者慢性咳嗽、咳痰，经久不愈，病程迁延，咳痰不爽、纳差、食后腹胀明显等症候表现符合湿性黏滞的特性，痰黄、苔黄腻为湿热之象，四诊合参，该病为湿热蕴结三焦，肺失宣肃、脾失运化所致，故治疗该病采用分消三焦湿热之法，并顺应肺宣发肃降的特性，以甘露消毒丹治之。方中射干、浙贝母、连翘、薄荷、黄芩等可开宣上焦湿热郁闭，藿香、石菖蒲、豆蔻归于中焦，化湿运脾，茵陈、滑石、川木通可导下焦湿热从小便而出。配伍桔梗宣肺利咽，枳壳、郁金、降香、厚朴行气化滞，气行则湿消，僵蚕、蝉蜕、白前、紫菀、青黛、瓜蒌皮、蛤壳、丝瓜络、枇杷叶等对症化痰止咳。诸药配伍，湿去热清，不止咳而咳嗽自消。

病案

病案一

陈某，女，48岁，2019年3月24日初诊。患者2015年起经常有头晕，血压不稳定，波动在190～140/120～90mmHg。某医院诊断为高血压、冠心病。患者心慌，虚烦懊恼，时有胸闷，形体逐渐发胖，自觉四肢发胀，腿软沉重，腰部酸痛，睡眠欠佳，入睡困难，多梦，小便频而短，大便正常，脉沉迟，舌质正常，苔薄黄腻，血压168/98mmHg。

诊疗思路：中医辨证为阳虚湿盛，治以温阳利湿。

处方：党参10g，生白术10g，茯苓10g，白芍10g，川熟附子6g（先煎），桑寄生30g，狗脊15g，杜仲30g，龙骨30g，牡蛎30g。3剂。

2019年4月6日复诊：服药后腰已不痛，上午头晕已微，下午仍晕，晚间少腹隐痛，脉沉细迟，舌暗红无苔，虽阳虚湿胜，阴亦不足，治以阴阳兼顾，温阳益阴法。

处方：党参10g，茯苓20g，白芍10g，制附子20g，龙骨30g，牡蛎30g，熟地15g，狗脊15g，杜仲30g，川楝子10g。3剂。

2019年4月14日三诊：服药后头晕减轻，虚烦懊恼，脐下腹痛均较前好转，纳食尚可，睡眠仍然不佳，血压118/78mmHg，脉弦缓，舌正常无苔，病势已减，仍以温阳益阴治之。

处方：党参10g，白术10g，茯苓20g，白芍10g，制附子10g（先煎），熟地10g，枸杞子10g，桑寄生30g，杜仲30g，川楝子10g，龙骨30g，牡蛎30g。3剂。

2019年5月11日四诊：患者服上药后头晕心烦未作，血压稳定而正常，自觉最近胸闷不舒，睡眠欠佳，左脉沉微弦滑，右脉沉迟，舌质正常无苔，服温阳益阴之剂，头晕心烦虽解，而胸中阳不足以致湿痰阻滞，心气不宁，治以调心气，温化痰湿。

处方：茯苓10g，法半夏10g，枳实10g，竹茹10g，制远志10g，石菖蒲10g，酸枣仁20g，党参10g，白术10g，生姜三片，浮小麦30g，大枣三枚。3剂。随访诸症皆愈。

按：患者头晕、血压高，然而脉沉迟、沉细迟，为阳虚阴盛之象，患者舌质不红，形体发胖，四肢自觉发胀，腿软沉重，困倦乏力，小便频数，综合脉证又为阳虚湿盛之征，法宜温阳理湿，若误用苦寒清热之剂，则更损真阳，致使阴阳更失平衡，病情有变。张勇老师用附子汤温阳益气利湿，龙骨、牡蛎养阴潜阳，佐以桑寄生、狗脊、杜仲、枸杞子补益肝肾，此方略予加减，患者共服十二剂而头晕、心中虚烦皆除，血压降至正常。但仍觉胸闷，睡眠欠佳，改以温胆汤加减，调心气，化痰湿善其后。

病案二

李某某，男，57岁，2019年4月17日初诊。从2015年起头晕，当时头晕较剧，如立舟车，感觉周围环境转动，呕吐，血压低，耳鸣如蝉，2016年、2018年均有发作，西医检查提示耳内平衡失调，诊断为美尼尔综合征。近二个月来头昏头晕，不能久视，看书稍久则头痛头晕加重，胃部不适，欲吐，自觉摇晃欲倒，食纳减少，体重亦减，常嗳气，矢气多，大便正常，晚间皮肤发痒，西医诊断荨麻疹，影响睡眠，噩梦多，小便稍频，有少许痰，有时脱肛，脉弦细无力，舌淡无苔。

诊疗思路：根据脉证，辨证为中焦脾弱夹痰，兼心气不足，宜先益中气，调脾胃，佐以宁心理痰，用补中益气汤加减。

处方：炙黄芪20g，党参10g，柴胡9g，升麻9g，白术10g，当归10g，陈皮10g，炙甘草3g，茯神10g，炒远志10g，法半夏10g，生姜3片，大枣3枚。3剂。

5月12日二诊：患者服药后诸症均减轻，由于看报纸、文件较久，六天前又严重失眠，近日二便尚调，脉迟滑，舌正中心苔薄黄腻，似有食滞之象，仍宜调和脾胃，理气和中兼消胃滞，原方黄芪减量，加酸枣仁15g、焦山楂10g。3剂。

5月31日三诊：患者服上药后自觉效果明显，食欲及睡眠好转，二便调，精神佳，看书写字时间能较前久些，但超过两小时就觉烦躁、头部发紧，小便正常，脉虚，舌正无苔，改以心脾肝同调，予丸剂缓治。补中益气丸每早服一次，归脾丸每晚服一次，感冒时停药。药后头晕、失眠等症状基本消失。

按：本例西医诊断为美尼尔综合征，时发时止，多用脑后易发，而且呕吐欲倒，并有脱肛等症，中医系眩晕。其病因较多，古人分析：其一为风眩，始见《黄帝内经》中之"诸风掉眩，皆属于肝"。其二为痰眩，始见于《金匮要略》之"心下有痰饮，胸胁支满，目眩"。朱丹溪亦认为"无痰不作眩"。其三为火眩，刘河间认为由风火引起。其四为虚眩，《灵枢》谓"上虚则眩"。张景岳认为，"虚者居其八九，而兼火兼痰者不过十中一二"。其五为七情内伤、过劳、失眠等均可引起眩晕，亦是临床常见的。本例既非风、火、痰的实证，亦非肝肾不足之虚证，其脉弦细无力，其证纳差、脱肛、不能用脑等，系中虚劳伤兼心气不足，所以用补中益气汤，加茯神、远志安神宁心，法半夏、生姜降逆止呕，待诸症均减，又加酸枣仁安神、宁心、养肝、补血，焦山楂健脾助胃，而更好转，最后用补中、归脾丸而善其后。

病案三

杨某某，女，51岁，2018年3月18日初诊。患者旧有烟酒嗜好，平素胃脘部隐痛不舒，咳嗽，咯痰，睡眠不佳，胃纳不振，二便如常，自昨日起右胸胁突然剧痛，脉寸浮滑，关尺沉滑微数，舌质淡红，舌苔黄腻兼黑，少津。

诊疗思路：此属痰火为外感风邪所闭，治宜调肺胃、清痰火、祛风邪，表里双解，方用导痰汤加减。

处方：制南星10g，法半夏10g，陈皮10g，枳实10g，竹茹10g，炒白芥子10g，姜黄10g，川芎10g，紫苏梗10g，僵蚕10g，柴胡10g，生甘草3g，生姜三片。3剂，分早晚温服。

3剂后复诊：患者右侧胸胁疼痛消失，尚有胃脘部闷痛，有时头晕，咯痰较前减少，睡眠转佳，饮食、二便正常，脉弦缓而滑，舌苔减退。风邪已解，痰火未清，拟再清降痰火，前方去姜黄、川芎、紫苏梗、僵蚕、柴胡，加石菖蒲10g，姜厚朴10g，黄连5g，3剂。药后患者脘闷、头晕、咳痰均消失，停药以饮食调养而安。

按：本例患者突然发生的右侧胸胁剧痛，由其旧有烟酒嗜好，加之厚味过甚，痰火内盛为风邪所闭，气机升降被阻所致。治以清痰火为主，祛风邪为佐。风邪是其标，痰火是其本，先后诊治二次，风邪解后，继清痰火而获速愈。

病案四

李某某，男，52岁，2019年1月20日初诊。患者于三个月前不慎感冒后自汗迄今未愈。该诊：头晕，耳鸣，头皮左侧发麻，遇事紧张或听见电话铃响即汗出，不能看书、看文件，睡眠甚差，每夜服安眠药后才能睡四五个小时，醒来感觉疲乏不适，左手小指发麻，脉沉细，左关独弦，舌质正常，无苔。西医诊断为自主神经功能紊乱。

诊疗思路：中医辨证属于肝阴不足，肝阳上亢，治以滋水涵木，熄风潜阳。

处方：石决明20g，珍珠母20g，磁石15g，龟甲15g，菊花10g，白蒺藜15g，天麻20g，钩藤10g，桑寄生30g，白芍10g，炙甘草3g，木瓜10g。3剂。

用法：前四味药先煎半小时，纳余药再煎二十分钟，取汁分早晚二次温服。

复诊：患者服前药方三剂后，汗出减半，头皮及手指发麻亦减轻，脉弦细，病势初减，再进原方三剂，兼服杞菊地黄丸，每晚临睡前服用。

三诊：病势再减，左关脉微弦，余脉缓和，但入睡困难，乃阴虚阳浮，水火不济，仍以滋阴潜阳为治。

处方：龙骨30g，石决明20g，磁石20g，牡蛎20g，菊花10g，桑寄生30g，白蒺藜15g，天麻20g，黄精20g，酸枣仁30g，山茱萸10g，大枣三枚。3剂，煎服法同前。3剂后，患者睡眠好转，改用丸剂，早服柏子养心丸，晚服杞菊地黄丸，连服二十日。

四诊：左手指发麻已消失，其余症状亦解除，不服安眠药每夜亦能睡七小时左右，脉缓和，舌质正常无苔，饮食、二便正常，续进丸剂，以资巩固。

按： 肝脏体阴而用阳，喜调达，故肝阴不足者必见阳亢。本例患者头晕、耳鸣，实为阴虚阳亢之征。阳动则风生，故见左侧头皮及手指发麻。自感冒后，自汗三个月不止，紧张则汗甚，为肝阳易动。故张勇教授治以平肝熄风，滋阴潜阳。三剂而汗减半，继以柏子养心丸滋阴养血，杞菊地黄丸滋肾养肝。虚则补其母，水升火降而诸症皆除。

病案五

许某某，48岁，女，2018年9月24日初诊。患者素有头晕、目眩、汗多，一星期前突然晕倒，不省人事，当时测血压为 80/20mmHg。经医院急救，很快苏醒，但事后仍有心慌、气短、头晕、嗜睡、汗多，以夜间汗出更甚，食欲尚佳，二便及月经正常。曾经针灸治疗过二个月余，并服用过归脾汤加减，未见显效。两脉寸尺沉细有力，两关弦数，舌质正常，无苔。

诊疗思路：中医辨证为肝热阴虚，肝阳不潜，兼心血不足，治宜滋阴潜阳，兼养血宁心。给予酸枣仁汤加味治疗。

处方：酸枣仁30g，知母10g，川芎10g，茯神10g，炙甘草3g，白蒺藜15g，珍珠母20g，石决明20g，女贞子15g，怀牛膝10g，地骨皮10g，龟甲20g。3剂。

2018年10月13日二诊：服药后诸症见好，汗出大减，尚有心慌及疲乏感，饮食及二便正常。改为丸剂以滋阴养血而缓治之。

按： 本例汗症，患者素体阴虚，故头晕目眩，甚则昏倒，盗汗多，以夜间更甚。由阴虚而营阴不固，肝阴虚，肝阳则不潜，加之心血不足。汗为心之液，今肝热，心气虚而汗出，所以用滋阴潜阳、养心安神之剂，而收敛汗之功。

病案六

陈某某，女，52岁，因单位体检发现肺结节，2019年5月27日来张勇教授工作室就诊。患者述平时很少咳嗽，偶尔干咳，无痰，无腹胀，大小便正常，舌质红，苔薄白，脉弦。CT检查提示：右肺上叶尖端见一非实性/磨玻璃结节，最长径约3.4mm，体积14.67mm³，性质待确定，双肺可见散在实性小结节影，大者位于左肺上叶尖后段，最长径约2.9mm，体积9.10mm³，考虑多系硬结灶。右肺上叶后段见一钙化结节，最长径约3.1mm，体积27.19mm³，右肺中叶可见纤维条索影。

诊疗思路：中医辨证为痰湿蕴肺，治以消瘰丸加减。

处方：玄参20g，浙贝母30g，牡蛎20g，地龙10g，全蝎6g，桔梗10g，枳壳10g，郁金10g，降香10g，蝉蜕10g，僵蚕10g，煅瓦楞子10g，鸡内金30g，生麦芽20g，山慈菇10g，佛手10g，香橼10g，白前10g，丝瓜络10g，姜厚朴10g。3剂，水煎，1日1剂，分三次饭后服用。

2019年5月30日患者复诊，诉无特殊症状，感觉口稍干。

处方：玄参20g，浙贝母30g，牡蛎20g，地龙10g，全蝎6g，桔梗10g，枳壳10g，郁金10g，降香10g，蝉蜕10g，僵蚕10g，煅瓦楞子10g，鸡内金30g，生麦芽20g，山慈菇10g，莪术10g，丹参10g，南沙参10g，甘草3g。3剂，水煎，1日1剂，分三次饭后服用。

2019年6月3日患者三诊，诉无特殊症状，睡眠稍差。

处方：玄参20g，浙贝母30g，牡蛎20g，地龙10g，全蝎6g，桔梗10g，枳壳10g，郁金10g，降香10g，蝉蜕10g，僵蚕10g，煅瓦楞子10g，鸡内金30g，生麦芽20g，山慈菇10g，莪术10g，丹参10g，南沙参10g，百合20g，首乌藤15g，合欢皮15g。3剂，水煎，1日1剂，分三次饭后服用。

2019年6月6日患者四诊，诉无特殊症状，睡眠有所好转。

处方：玄参20g，浙贝母30g，牡蛎20g，地龙10g，全蝎6g，桔梗10g，枳壳10g，郁金10g，降香10g，蝉蜕10g，僵蚕10g，百合20g，首乌藤 15g，合欢皮 15g，山慈菇 10g，佛手 10g，香橼 10g，三棱 10g，莪术 10g，炒酸枣仁 10g。3 剂，水煎，1 日 1 剂，分三次饭后服用。

2019 年 6 月 13 日患者前来复诊，诉睡眠较前有所好转，无特殊症状。

处方：玄参 20g，浙贝母 30g，牡蛎 20g，地龙 10g，全蝎 6g，桔梗 10g，枳壳 10g，郁金 10g，降香 10g，蝉蜕 10g，僵蚕 10g，百合 10g，三棱 10g，莪术 10g，山慈菇 10g，生地黄 10g，首乌藤 15g，合欢皮 15g，莲子 15g，制远志 10g，木香 10g。3 剂，水煎，1 日 1 剂，分三次饭后服用。

患者于 2019 年 6 月 24 日在四川大学华西医院行肺部 CT 检查。CT 检查结果示：胸廓对称，双侧肺野清晰，透光度正常，双肺纹理走行、分布正常，双肺散在钙化灶，右肺尖见一直径约 0.3cm 的小结节影，气管及叶段支气管未见狭窄、闭塞及扩大，肺门大小、位置未见异常，肺门及纵隔淋巴结未见增大，纵隔未见移位，心脏未见增大，心包未见积液，双侧胸腔未见积液。

按：肺结节多因久病肺阴亏虚，肝火郁结，虚火灼津炼液为痰，痰火凝结而成。本证病机为阴虚内热，痰火结滞，故治宜清润化痰，软坚散结。脾为生痰之源，肺为贮痰之器。配伍二陈汤健脾化痰，又因久病入络，故配以地龙、全蝎以走窜经络。患者总共看诊 5 次，共进 15 剂中药后，肺上结节竟然消失了。

病案七

卢某某，男，54 岁，2019 年 7 月 11 日初诊。患者诉偶尔咳嗽，无痰或少痰，口干，无腹胀，大小便正常，舌质淡，苔薄白，脉弦数。2019 年 7 月行胸部 CT 示：右肺下叶后基底段见一实性结节，大小约 1.5cm×1.2cm，边缘较光滑，与邻近支气管分界不清，周围环绕磨玻璃影；右肺下叶后基底段另见一约 0.8cm 磨玻璃结节，边缘模糊，左肺下叶后基底段见一直径约 0.4cm 的磨玻璃结节。双侧胸膜局限性增厚。气管及叶、段支气管未见狭窄、闭塞及扩大。肺门大小、位置未见异常。

诊疗思路：中医辨证为痰湿蕴肺，治以消瘰丸合二陈汤加减。

处方：陈皮 10g，法半夏 10g，茯苓 10g，甘草 3g，玄参 20g，浙贝母 30g，牡蛎 30g，山慈菇 10g，地龙 10g，全蝎 6g，煅瓦楞子 10g，鸡内金 30g，桔梗 10g，枳壳 10g，郁金 10g，降香 10g，蝉蜕 10g，僵蚕 10g，南沙参 15g，木香 10g。3 剂，水煎，1 日 1 剂，分三次饭后服用。

2019 年 7 月 23 日患者二诊，诉有咳嗽，咯白色泡沫痰，余无特殊，舌质淡，苔薄白，脉弦。辨证为痰湿蕴肺。

处方：陈皮 10g，法半夏 10g，茯苓 10g，甘草 3g，玄参 20g，浙贝母 30g，牡蛎 30g，山慈菇 10g，地龙 10g，全蝎 6g，煅瓦楞子 10g，鸡内金 30g，桔梗 10g，枳壳 10g，郁金 10g，降香 10g，蝉蜕 10g，僵蚕 10g，南沙参 15g，木香 10g，青黛 10g，瓜蒌皮 10g，蛤壳 20g，丝瓜络 10g，蜜旋覆花 10g。3 剂，水煎，1 日 1 剂，分三次饭后服用。

2019 年 8 月 13 日患者三诊，述已无明显咳嗽，有少许痰，咽干。

处方：玄参 30g，牡蛎 30g，浙贝母 30g，京半夏 10g，陈皮 10g，甘草 6g，茯苓 20g，麦冬 10g，生地黄 10g，地龙 10g，全蝎 6g，煅瓦楞子 10g，鸡内金 30g，桔梗 10g，枳壳 10g，郁金 10g，降香 10g，蝉蜕 10g，僵蚕 10g，天花粉 10g，姜厚朴 10g。3 剂，水煎，1 日 1 剂，分三次饭后服用。

2019 年 8 月 23 日患者再次行胸部 CT 检查，示胸廓对称，右肺尖见小斑片影，右肺下叶后基底段见小片状磨玻璃密度影，边缘模糊，左肺下叶后基底段见一直径约 0.4cm 的磨玻璃结节。右肺中叶内侧段索条影。双侧胸膜局限性增厚。气管及叶、段支气管未见狭窄、闭塞及扩大。肺门大小位置未见异常。总结意见：左肺下叶后基底段结节与 2019 年 7 月对比，未见明显变化，原右肺下叶后基底段较小结节未见显示，较大结节明显缩小，密度减淡。

2019 年 10 月 9 日患者四诊，述再次行 CT 检查示双肺结节明显缩小、消失。自述无明显咳嗽，少痰。

处方：玄参 20g，牡蛎 30g，浙贝母 30g，陈皮 10g，法半夏 10g，茯苓 10g，甘草 6g，地龙 10g，全蝎 6g，煅瓦楞子 10g，鸡内金 30g，麦冬 10g，生地黄 10g，炒白芥子 10g，枳壳 10g，桔梗 10g，郁金 10g，降香 10g，蝉蜕 10g，僵蚕 10g，天花粉 10g，姜厚朴 10g，莪术 10g。3
剂，水煎，1 日 1 剂，分三次饭后服用。

按： 肺结节多因久病肺阴亏虚，肝火郁结，虚火灼津炼液为痰，痰
火凝结而成。病机为阴虚内热，痰火结滞，故治以清润化痰，软坚散
结。脾为生痰之源，肺为贮痰之器。方中以消瘰丸为基础配煅瓦楞子、
鸡内金、莪术等软坚散结的药物，配伍二陈汤，健脾化痰，又因久病入
络，故配以地龙、全蝎以走窜经络。12 剂后患者肺结节明显缩小。

病案八

陈某某，女，3 岁，2019 年 7 月 13 日初诊。患儿就诊时已发热 4
天，已服用过中西药，未见效，西医诊断为支气管肺炎。体温最高达
39℃，无汗，咳嗽微喘，口渴，舌质红，苔微黄，脉浮数。

诊疗思路：患者乃风温上受，肺气郁闭，宜以辛凉轻剂，宣肺透
卫，方选桑菊饮加味。

处方：桑叶 5g，菊花 5g，连翘 5g，杏仁 5g，桔梗 5g，甘草 3g，
牛蒡子 5g，薄荷 5g，芦根 10g，竹叶 10g，枳壳 5g，郁金 5g，降香 5g。
2 剂。水煎，2 日 1 剂，分三次服。

复诊：患者服药后得微汗，体温略降，咳嗽有痰，舌质正红，苔薄
黄，脉滑数，表闭已开，余热未彻，宜予清疏利痰之剂。

处方：桔梗 5g，白前 5g，紫菀 5g，荆芥 5g，陈皮 5g，百部 5g，
前胡 5g，黄芩 5g，天花粉 5g，竹叶 10g，枇杷叶 10g，桑白皮 5g，苏
叶 5g。2 剂，水煎，2 日 1 剂，分三次服。

患儿服药后微汗续出而身热退，苔黄微腻，脉沉数，乃表解里未和
之候，以原方去苏叶加枳实 5g、莱菔子 5g、生麦芽 10g。患者服药后
体温正常，咳嗽已止，仍未解大便，舌中心有腻苔未退，脉滑数。此乃
肺胃不和，拟调和肺胃，利湿消滞。

处方：冬瓜仁 15g，杏仁 10g，薏苡仁 15g，芦根 15g，枳实 5g，莱
菔子 10g，麦芽 10g，焦山楂 10g，建曲 10g。2 剂，水煎，服法同前。

患者服用 2 剂，诸证悉平，食、眠、二便俱正常。

按：叶天士谓"风温上受，首先犯肺"，故以桑菊饮清轻辛凉之剂，宣肺以散上受之邪，透卫以清在表之热。患儿2剂即得微汗，再进1剂身热退，疗效确切。慎勿见其为支气管肺炎，初起即投以苦寒重剂，药过病所，失去清轻透达之机，反伤正阳，易使轻者重，重者危，思吴鞠通之"治上焦如羽，非轻不举"，实为临床经验之谈。

病案九

王某某，男，29岁，2019年4月2日初诊，患者自诉两个月前受凉后出现咳嗽、咯痰，无体温升高。自服感冒药、消炎药（具体不详），感冒症状好转，但咳嗽更甚，咳后伴胸部针刺样疼痛，无咯痰、鼻塞、流涕，舌红苔薄，寸脉浮，尺脉沉细。

诊疗思路：中医诊断为风痰闭肺，治以止嗽散加味。

处方：陈皮10g，桔梗10g，荆芥10g，白前10g，百部10g，炙甘草6g，紫菀10g，麦冬25g，沙参20g，杏仁10g，枇杷叶15g，桔梗10g，枳壳10g，郁金10g，降香10g，蝉蜕10g，僵蚕10g。5剂，水煎，2日1剂，分三次服。

二诊（2019年4月9日）：患者述咳嗽、胸痛、汗出较前明显缓解，现烟雾刺激后仍咳，二便尚调，舌红苔薄，寸脉略浮，尺脉沉细。前方基础上加浙贝母10g，5剂，水煎，1日1剂，分三次服。

三诊（2019年4月17日）：患者述诸症好转，无咳嗽、胸痛，二便尚调，舌淡红，苔薄，脉平。在上方基础上去浙贝母、杏仁，加茯苓10g、白蔻仁10g，5剂，水煎，1日1剂，分三次服。

按：向来中医治病，讲究辨证论治，反对执一方以治诸病。止嗽散配伍精良。方中紫菀、百部均入肺经，其性温润，不偏温、不偏寒，可止咳化痰，对于新旧咳嗽都能使用。桔梗、白前亦入肺经。桔梗善于宣发肺气，白前长于降气化痰，两者一宣一降，恢复肺气之宣降，肺气宣发能排痰祛邪，肺气肃降可以止咳平喘。荆芥疏风解表，则在表之邪气能散；陈皮理气化痰，则在里之痰可除。甘草缓急和中，调和诸药，合桔梗有桔梗甘草汤之意，有利咽止咳之功。正如程氏所言："本方温润和平，不寒不热，既无攻击过当之虞，大有启门驱贼之势，是以客邪易散，肺气安宁，宜其投之有效欤？"综观全方配伍，药性平和，重点在于调节肺气的宣降，不寒不热。无论是外邪还是内伤引起的咳嗽，或各种病因导致的肺气宣发肃降异常，均可以止嗽散作为基本方。此外，止嗽散加减法考虑周详，其化裁涵盖六淫、五脏六腑、七情、饮食等诸多方面，变化灵活多样。以止嗽散为基本方调整肺气宣发肃降，配合加减法消除各种引起肺气宣降失常的病因，或者是调整同时出现异常的脏腑，可灵活应对各种外感内伤咳嗽。

病案十

谭某，女，38 岁，2019 年 9 月 23 日初诊。患者自诉受凉伤风后咳嗽 6 周，干咳无痰，遇冷风、油烟等异味刺激即咽痒不适、频咳不止，入夜更剧，甚至导致呕吐，时伴胸闷胁痛，曾先后服用头孢羟氨苄、头孢拉定、阿奇霉素等多种抗生素及双黄连口服液、急支糖浆、止咳川贝枇杷露等中成药，但咳嗽缓解不明显；静脉滴注左氧氟沙星注射液 5 天，仍乏效。现舌红，苔薄黄，脉细，寸脉浮。体格检查：双肺听诊正常，白细胞 6.5×10^9/L，胸部 X 线检查无异常。

诊疗思路：中医辨证属燥咳，治当辛润宣肺利咽。方用止嗽散加减。

处方：百部 10g，紫菀 10g，陈皮 10g，柴胡 10g，防风 10g，杏仁 10g，浙贝母 10g，前胡 10g，桔梗 6g，细辛 3g，南沙参 12g，荆芥 10g，甘草 10g，桔梗 10g，枳壳 10g，郁金 10g，降香 10g，蝉蜕 10g，僵蚕 10g。4 剂。水煎，1 日 1 剂。

患者服 4 剂后咳嗽明显减轻，守方续服 3 剂，咳嗽、咽痒完全消失。

按：肺为娇脏，肺气以降为顺。患者初感受风寒之邪，治当散风寒，但因过用寒凉（如大量抗生素、双黄连口服液、急支糖浆），冰伏其邪，使肺受邪束，必使肺气不利，宣发失司而咳嗽不止。治疗当以宣肃肺气为法。止嗽散见于《医学心悟》，主治外感咳嗽经服解表宣肺药而咳嗽仍不止者。风邪犯肺，肺失清肃，虽经发散，其风邪未尽，故仍咽痒、咳嗽不止，此时外邪十去八九，治疗当重在理肺止咳。张勇老师非常推崇此方，认为该方所述症状与感染后咳嗽非常吻合，而且温润平和，不寒不热，既无攻击过当之虞，又无闭门留寇之过。只要辨证得当，则效验立显。此外，张勇老师喜欢合用桔梗、枳壳、郁金、降香、蝉蜕、僵蚕，调节肺的宣发肃降之功，并配以细辛、沙参以利咽，改善咽部干痒不适之症。诸药相合，更能体现辛润宣肺这一治法，使肺脏得润，清气得降，气机畅达，津液得以敷布，而咳自止。此外，如患者夜间咳嗽，甚时伴喉间嗤嗤作响，老师认为此为存在气道高反应性，方中常加用柴胡、黄芩、蝉蜕、乌梅以加强解痉、抗过敏之功。

病案十一

吴某，男，39岁，2019年6月17日初诊。患者咳嗽、咯痰1周。刻诊：咳嗽、咯痰，痰多色黄，咽痒，口干口苦。身困胸闷，小便调，大便不爽。舌红，苔黄腻，脉弦滑。双肺听诊未闻及异常。

诊疗思路：中医诊断考虑咳嗽，证属湿热郁肺，湿重热轻。以芳香化湿，清肺止咳为法，方选甘露消毒丹加减。

处方：白蔻仁10g，藿香12g，绵茵陈20g，滑石15g，通草10g，石菖蒲10g，黄芩15g，连翘15g，浙贝母15g，射干15g，扁豆花15g，薄荷6g，北杏仁12g，生薏苡仁30g。5剂，水煎，1日1剂，分三次服。

5天后，患者咳嗽、咯痰明显减少，咽痒减轻。

病案十二

朱某，女，54岁，2019年11月4日初诊。患者自述反复咳嗽7个月，某院诊断为咳嗽变异性哮喘，按哮喘给予解痉平喘、抗感染治疗，曾使用多种抗生素，症状未见缓解，而转诊中医。

患者来诊时仍有持续性咳嗽，咳剧时面红，述日夜均咳，以夜间为甚。痰多、色白、质稀，带泡沫，胸闷、气促，晨起口干苦，大便软，时有腹泻。舌暗红有瘀斑，苔黄厚腻，脉弦细。

诊疗思路：素有痰湿之人，复感外邪。郁久化热，邪热未清，交热痹阻于肺，肺气上逆，发为本病。治以清热利湿，活血行气。治以甘露消毒丹加减。

处方：藿香 12g（后下），滑石 15g，茵陈 15g，射干 15g，贝母 15g，石菖蒲 10g，栀子 12g，淡豆豉 12g，天竺黄 12g。晚蚕沙 15g（布包），桔梗 10g，枳壳 10g，郁金 10g，降香 10g，蝉蜕 10g，僵蚕 10g，玄参 15g，石斛 15g，丹参 20g。5 剂。水煎，1 日 1 剂，分两次服。

二诊（12 月 9 日）：患者述服药 3 剂后，咳嗽明显减轻，痰白黏且易出，舌暗红，苔薄黄腻，脉弦细，继以上方化裁，5 剂。

三诊（12 月 16 日）：述咳减，痰白黏，舌淡红有瘀斑，苔薄黄，脉弦细。给予甘露消毒丹加桃仁 5 剂，药服尽后告愈。

按：湿热咳嗽的临床特点是咳嗽持续，患者多病情缠绵，反复不愈，苔黄腻，脉滑数。湿热为患，可壅滞三焦，痹塞气机。患者形体较胖，为易生痰湿之人，湿郁化热，湿热交蒸难化，因此虽经大量抗生素治疗，咳喘仍反复不愈。湿邪未化，余热未清，久则暗耗阴津，故而口干、脉细。以甘露消毒丹为主化裁，化浊利湿、清热解毒；加玄参、石斛利湿不伤阴，养阴不碍湿，舌暗有瘀斑，提示患者素体有瘀，故加丹参活血行气。诸药配合使湿热毒清，气机畅通，故获良效。

病案十三

张某，男，59 岁，2019 年 7 月 15 日初诊。患者咳嗽 10 余天，既往有长期饮酒史，西医诊断为急性支气管炎。在我院先后给予头孢类、阿奇霉素静脉治疗，症状未见好转。刻诊：咽痛，咳嗽声重，夜间更为明显，夜不能寝，痰多微黄而黏，胸闷不舒，身热不扬，肢体困倦，头晕乏力，口干不欲饮，大便黏滞不爽，小便黄，舌质红，苔微黄、腻，脉滑数。查体：咽充血，扁桃体不大，双肺呼吸音粗，可闻及少许散在湿啰音。血常规检查：白细胞 10.6×10^9/L，中性粒细胞 7.8×10^9/L，中性粒细胞百分比 77%。胸部 X 线检查提示双肺纹理增粗。

诊疗思路：中医辨证属痰热蕴肺，肺失宣降，治宜清热利湿，宣畅肺气。方用甘露消毒丹加减。

处方：白豆蔻10g，茵陈30g，黄芩12g，石菖蒲12g，川贝母10g（另包），木通8g，藿香12g，射干12g，连翘12g，瓜蒌15g，百部30g，滑石18g，甘草3g，薄荷10g（后下），知母10g，枇杷叶10g，桔梗10g，枳壳10g，郁金10g，降香10g，蝉蜕10g，僵蚕10g。3剂，水煎，1日1剂，分三次服。

复诊：患者3天后复诊，自述服3剂后咳嗽、咳痰明显减轻，仍感肢体困倦，纳差，无头晕、头重，无身热不扬，舌苔白腻，脉濡。此乃热邪将去，湿邪为阴性，其性重浊、黏滞，病程缠绵，经久不愈，阻碍气机。上方去茵陈、木通、薄荷，加厚朴健脾除湿。再服5剂，诸症悉除，复查血常规及胸部X线，均正常。

按：痰湿咳嗽有病程长、症状难以缓解之特点。湿为阴邪，其性重着黏滞，与热相蒸，壅滞上焦，阻遏肺气，则形成湿热咳嗽。治当清化湿热，开泄肺气。甘露消毒丹出自王孟英的《温热经纬》，方中藿香、石菖蒲、白蔻仁芳香化浊，其中石菖蒲"治咳逆上气，痰湿壅滞之喘咳"（《本经逢原》）且能解痉平喘，白蔻仁为"肺金本药，散胸中滞气"（《主治秘药》）；黄芩、连翘清肃肺热；川贝母、射干清热化痰、利咽；滑石、木通、茵陈清热利湿；薄荷宣肺透热。诸药合用共奏芳香化浊、清热利湿、宣降肺气之功。现代研究表明，黄芩、连翘、茵陈具有广谱抗菌作用；藿香抗菌，并有镇咳、祛痰等功效；川贝母止咳化痰，解痉平喘；射干、薄荷对多种病毒有抑制作用，薄荷尚具有抗菌效应。该方用药轻灵，清热而不过于苦寒，利湿而不过于温燥，符合"治上焦如羽，非轻不举"的原则，故作为基本方治疗痰湿咳嗽常可获满意疗效。

病案十四

姜某，男，50岁，2019年9月16日初诊。主诉左踝关节内侧红、肿、热、痛3天。查体：左踝关节内侧红肿，局部皮温高，活动受限，有压痛，舌质红，苔厚腻少津，脉弦滑数。3天前患者因工作劳累，饮酒过量，左踝关节内侧于当晚出现疼痛，局部红肿发热，着地行走时疼痛加剧，坐卧则疼痛稍减。伴心烦口渴，溲黄便结。辅助检查：白细胞 $10 \times 10^{12}/L$，中性粒细胞百分比 80%，血尿酸 $551\mu mol/L$，抗链球菌溶血素"O"试验、类风湿因子均正常。西医诊断：痛风性关节炎。

诊疗思路：中医诊断为痹证，证属湿热瘀阻，治宜清热除湿，活血化瘀，通络止痛。方用中焦宣痹汤加减。

处方：汉防己 15g，杏仁 15g，滑石 15g，连翘 15g，山栀子 15g，薏苡仁 30g，醋半夏 9g，蚕沙 9g，赤小豆 10g，忍冬藤 15g，蒲公英 15g，乳香 10g，没药 10g，甘草 6g。5 剂，水煎，1 日 1 剂，分三次服。

嘱忌食动物内脏、辛辣食物和饮酒，多饮水，注意休息。服药 5 剂后，患者诉踝关节红肿疼痛减轻。继续服用 5 剂后，关节功能恢复正常。

按：痛风是由于嘌呤代谢紊乱，致使尿酸盐沉积在关节囊、滑膜囊、软骨、骨质、皮下及其他组织而引起病损及炎症反应的一种疾病。临床常表现为跖趾关节、踝关节等处红、肿、热、痛，甚至活动障碍和关节畸形等。急性发作之时常有疼痛明显，入夜尤甚的特点，大量饮酒是其常见诱因之一。本例痛风患者，因饮酒后，聚湿生痰化热，湿热痰浊下注，加之劳累过度，卫外不固，风寒湿邪侵袭，痹阻关节经络，致气血流通不畅，"不通则痛"。方选中焦宣痹汤加味。中焦宣痹汤有清化湿热、宣痹止痛之功效。忍冬藤清热通络，蒲公英消肿散结，清热解毒，乳香、没药活血定痛，甘草和中。诸药合用，正对病机，故奏效迅速。

病案十五

汤某，男，40 岁，2019 年 6 月 24 日初诊。患者自诉患痛风 10 年，反复发作数次，每因饮酒与食豆制品、海鲜而发作。3 天前突然疾病复发，某医院予服保泰松、吲哚美辛（消炎痛）等，效果不显，因胃肠道不适而停药。刻诊：患者足趾关节与足踝关节红、肿、热、痛，伴有身热，心烦，口苦，胃脘痞闷，纳呆，大便微溏，小便黄少，舌质红，苔黄腻，脉濡数。辅助检查：血尿酸 $716\mu mol/L$；X 线片示关节面附近骨髋部出现圆形缺损。

诊疗思路：此为湿热深入骨骱，经络阻滞，瘀热内盛，治宜清热除湿，化瘀通络。方选中焦宣痹汤加味。

处方：连翘 10g，焦栀子 10g，杏仁 10g，木防己 10g，滑石 10g，京半夏 10g，制乳香 10g，赤芍 10g，青蒿 10g，木香 10g，赤小豆 30g，金银花藤 30g，生石膏 30g，薏苡仁 15g，蚕沙 15g（布包），丹参 15g。6 剂，水煎，1 日 1 剂，分三次服。

患者服 6 剂后诸症明显减轻，体温恢复正常，已能行走。

按：中焦宣痹汤组方严谨，药物配伍精当，为吴鞠通经典之作。方中木防己祛经络之湿；杏仁开肺气；连翘、赤小豆分清气分、血分之湿；薏苡仁淡渗而缓急止痛；半夏燥湿，蚕沙化浊；焦栀子、滑石使湿热从小便而去。故临床但见湿热内盛、经络阻滞、瘀热鸱张者均可用该方加减治之，多能应手取效。急性痛风关节炎所表现的关节红、肿、热、痛，按中医辨证其病机昭然，故用该方治之，加丹参、制乳香可以增化瘀通络止痛之力；赤芍、银花凉血化瘀清热；关节红肿热痛多在下部，以牛膝引药直达痛处，能明显增强活血消瘀之功。

病案十六

陈某，男，9 岁，2019 年 10 月 9 日初诊。患者咳嗽，感寒而著，痰少稍白，乏力，汗多，舌淡苔薄，脉浮紧。

诊疗思路：证属外感风寒咳嗽，治宜疏风散寒，宣肺止咳。拟止嗽散加减。

处方：桔梗 10g，荆芥（后下）5g，紫菀 10g，百部 10g，白前 10g，陈皮 10g，炙甘草 5g，防风 10g，苏叶 10g，杏仁 10g，桔梗 10g，枳壳 10g，郁金 10g，降香 10g，蝉蜕 10g，僵蚕 10g。4 剂。

复诊：患者服药后，咳嗽明显缓解，后再次受凉，发热咳嗽反复，咳呛不断，喉中有痰，咯痰不爽，鼻塞涕少，咽红有疱疹，纳少便稀，舌苔薄白微腻。

诊疗思路：证属痰湿咳嗽，治以健脾燥湿，宣肺止咳。用前方合二陈汤加减。

处方：紫菀 10g，白前 10g，杏仁 10g，法半夏 10g，黄芩 10g，百部 10g，浙贝母 10g，陈皮 5g，甘草 5g，茯苓 15g，鱼腥草 20g，桔梗 10g，枳壳 10g，郁金 10g，降香 10g，蝉蜕 10g，僵蚕 10g。4 剂。

患者服药 4 剂好转，后调方 10 剂痊愈。

按： 小儿肺气虚弱者，易于贪凉感寒，或汗后当风而致外感风寒咳嗽。症见咳嗽痰稀，色白，伴头痛、鼻塞、喷嚏、流清涕、骨节酸痛、恶风无汗，舌淡苔薄，脉浮紧。止嗽散原方为治疗风寒咳嗽而设，照原方，改荆芥后下，增强辛散疏风之力。加防风、苏叶，辛微温之品以解表祛风，杏仁、枳壳宣通上焦肺气以行气止咳。而痰湿咳嗽，其标在肺，其本在脾。脾失健运，聚湿为痰，上渍于肺，肺失肃降，则咳嗽痰多，胸闷，苔白腻。本证用止嗽散合二陈汤加减，以健脾和胃，燥湿化痰，加黄芩、鱼腥草、桑白皮以清热宣肺，加款冬花、苏子以止咳平喘。全方温凉并施，标本兼顾，故用药十余剂，而治愈久咳、气喘之患者。

病案十七

王某，女，46 岁，于 10 月 15 日前来就诊。近 2 年来关节疼痛，肩、膝关节以远端关节疼痛为主，天气变化及寒冷时加重，肢节屈伸不利，麻木不仁，无关节变形。患者精神尚可，面色少华，舌淡，苔白，脉细弱。

诊疗思路：西医诊断为骨关节炎。中医辨病为痹证，辨证为风寒湿痹。治以独活寄生汤加减。

处方：独活 10g，桑寄生 30g，秦艽 20g，防风 10g 细辛 3g，酒川芎 10g，当归 10g，熟地黄 10g，白芍 20g，肉桂 10g，茯苓 20g，盐杜仲 30g，川牛膝 10g，党参 30g，甘草 6g，乌梢蛇 30g（先煎），地龙 10g，全蝎 6g，续断 30g，木瓜 30g，补骨脂 20g，骨碎补 30g，木香 10g。5 剂，1 日 1 剂，分三次服。

患者 10 月 22 日复诊。患者精神尚可，面色略红润，自觉肩、膝关节远端关节疼痛、肢体酸痛有所改善，肢节屈伸不利、麻木不仁有所减轻，舌淡，苔白，脉细弱。辨病与辨证与一诊时相同，处方在一诊用方基础上加减。

处方：独活 10g，桑寄生 30g，秦艽 20g，防风 10g，细辛 3g，酒川芎 10g，当归 10g，熟地黄 10g，白芍 20g，肉桂 10g，茯苓 20g，盐杜仲 30g，川牛膝 10g，党参 30g，甘草 6g，乌梢蛇 30g（先煎），地龙 10g，全蝎 6g，续断 30g，木瓜 30g，补骨脂 20g，炒苍术 10g，大腹皮 10g，骨碎补 30g，姜黄 30g，木香 10g。5 剂，水煎，1 日 1 剂，分三次服。

按：骨关节炎是当前临床常见的一类多发于中老年人的关节疾病，该病以女性群体多发。主要表现为关节退变、骨质增生及关节软骨下骨破坏等。因肩、膝关节的力学发生改变，患者关节可出现肿胀、反复疼痛及功能障碍等，甚至导致关节畸形，严重影响中老年人的日常生活与工作。该病在中医上属于痹症范畴，多因年老、肝肾亏虚及筋骨失养、外感六淫之邪致病。张勇老师以独活寄生汤加减治疗该类疾病，临床取得较好疗效。独活寄生汤组方中，独活与桑寄生有祛风除湿、养血和营、活络通痹之效，为君药；杜仲、牛膝、熟地黄补益肝肾、强壮筋骨，为臣药；川芎、当归、芍药补血活血；茯苓、人参、甘草益气扶脾、祛风除湿，为佐药；细辛有搜风治风痹之效，肉桂祛寒止痛，防风、秦艽祛周身风寒湿。方中诸药合用，标本兼顾，可扶正祛邪。一诊在原方基础上加用乌梢蛇、地龙、全蝎搜风通络、祛瘀止痛，续断、补骨脂、骨碎补，补肝肾、强筋骨，木瓜舒筋活络止痛，木香行气止痛。效不更方，二诊在一诊基础上，加用炒苍术、大腹皮燥湿行气，姜黄活血行气止痛。服用十剂后，患者上述症状明显减轻。

病案十八

赵某，男，55 岁，10 月 15 日初诊。1 周前受凉后出现咳嗽、咯黄稠痰，面部散在红色丘疹，胃胀、纳差，口苦，眠差，小便黄，大便干，舌红，苔黄腻，脉滑数。

诊疗思路：中医辨病为咳嗽，辨证为湿热壅盛，治以甘露消毒丹加减。

处方：白豆蔻 10g（后下），藿香 10g，茵陈 20g，滑石 20g（包煎），川木通 10g，石菖蒲 10g，酒黄芩 10g，连翘 10g，川射干 10g，浙贝母 30g，薄荷 10g，桔梗 10g，炒枳壳 10g，郁金 10g，降香 10g，蝉蜕 10g，炒僵蚕 10g，白鲜皮 15，地肤子 15g，姜厚朴 10g，木香 10g，土茯苓 20g，槟榔 10g。3 剂。水煎，1 日 1 剂，分三次服。

患者于 10 月 22 日复诊。精神可，面色红润，咳嗽，咯白色黏痰，面部散在红色疹子已基本消退，胃胀、口苦减轻，胃纳、睡眠改善，二便如常，舌红，苔薄黄，脉滑数。辨病与辨证与一诊相同，在一诊用方基础上加减如下。

处方：白豆蔻 10g（后下），藿香 10g，茵陈 20g，滑石 20g（包煎），川木通 10g，石菖蒲 10g，酒黄芩 10g，连翘 10g，川射干 10g，浙贝母 30g，薄荷 10g，桔梗 10g，炒枳壳 10g，郁金 10g，降香 10g，蝉蜕 10g，炒僵蚕 10g，白鲜皮 15，地肤子 15g，木香 10g，土茯苓 20g，金银花 15g。3 剂。水煎，1 日 1 剂，分三次服。

按：甘露消毒丹出自《医效秘传》，具有利湿化浊，清热解毒之功效。主治湿温时疫邪在气分之发热困倦，胸闷腹胀，肢酸咽肿，身黄，颐肿口渴，小便短赤，吐泻，淋浊等。方中茵陈味苦性微寒，藿香味辛性微温，芳香化湿，此二药合用为君，以芳化清利；辅以黄芩、连翘清肃肺热；滑石、木通利水道以清湿热；薄荷辛凉宣肺透热；川射干、浙贝母清咽散结；石菖蒲、白蔻仁芳香化浊，行气悦脾，不治咳而咳自愈。此方轻清平淡、芳香化湿，验证了"治上焦如羽，非轻不举"之理。湿热所致之新病，多属实证，其病位主要在肺，久咳虽多见肺、脾、肾等虚损之症，但湿热之邪往往留恋不去。对本虚标实之证，根据"急则治其标"，以清利湿热为主。所以，凡湿热之咳嗽，无论新久，临床上均可用甘露消毒丹加减。此方紧扣湿热咳嗽的病机，所以证去病瘥。一诊在原方基础上，加入桔梗、炒枳壳、郁金、降香、蝉蜕、炒僵蚕调畅肺脏气机，白鲜皮、地肤子、土茯苓祛风解毒、燥湿止痒，姜厚朴、木香、槟榔燥湿行气通腑。二诊效不更方，在一诊基础上，去厚朴、槟榔，加入金银花清热解毒，宣肺透表。患者服用上方六剂后，咳嗽自止，皮疹自消，无胃胀、口苦，食欲睡眠可，二便通调，收效显著。

病案十九

易某某，女，69岁，10月15日前来就诊。自述有慢性胃炎病史10年，近1周进食生冷食物后感胃痛、嗳气、反酸，睡眠不佳，小便如常，大便困难。烦躁易怒，口干口苦，上腹胀，纳呆食少，精神尚可，面色欠红润，舌红，苔黄腻，脉弦数。

诊疗思路：中医辨病为胃痛，辨证为肝胃郁热，治以小柴胡汤合左金丸加减。

处方：北柴胡10g，京半夏10g，党参15g，甘草6g，酒黄芩10g，大枣10g，砂仁10g（后下），豆蔻10g（后下），吴茱萸6g，黄连5g，炒九香虫10g，荜澄茄10g，羌活鱼10g，鸡内金30g，生麦芽20g，建曲20g，炒莱菔子30g，桃仁10g，厚朴10g。5剂。水煎，1日1剂，分三次服。

患者于10月22日复诊。患者精神尚可，面色稍红润，述胃痛好转，嗳气、反酸、上腹胀、口干口苦明显减轻，情绪较前改善，食欲较前增强，睡眠改善，二便如常，舌红，苔薄黄，脉弦数。辨病与辨证与一诊时相同，在一诊用方基础上加减如下。

处方：北柴胡10g，京半夏10g，党参15g，甘草6g，酒黄芩10g，大枣10g，砂仁10g（后下），豆蔻10g（后下），吴茱萸6g，黄连5g，炒九香虫10g，荜澄茄10g，羌活鱼10g，鸡内金30g，生麦芽20g，建曲20g，炒莱菔子30g，佛手10g，香橼10g，黄荆子15g。5剂。水煎，1日1剂，分三次服。

按：慢性胃炎是不同病因引起的慢性胃黏膜炎性病变，临床表现为胃痛、上腹部不适、反酸、嗳气、恶心，西医治疗具有反复发作、迁延难愈的特点。中医认为慢性胃炎需辨证论治，对于辨证属肝胃郁热型的慢性胃炎，老师应用小柴胡汤合左金丸加减治疗，临床取得了较满意的疗效。左金丸源自《丹溪心法》，由黄连和吴茱萸两味药组成，具有清肝泻火、降逆止呕的功效。小柴胡汤源自《伤寒杂病论》，具有和解少阳、和胃降逆、扶正祛邪的功效。方中黄连和柴胡为君药，黄连可清热泻火，在清心火的基础上清胃热；柴胡疏肝解郁；吴茱萸可降逆、调和肝脾；党参可健脾补气，扶正祛邪；法半夏、生姜和胃降逆化痰；黄芩清热燥湿；大枣、甘草健脾养胃、补血养肝；甘草调和诸药。诸药配伍，可疏肝解郁、行气止痛、理气和胃、清热化湿。一诊在原方基础上，加用砂仁、豆蔻化湿行气，炒九香虫、荜澄茄、羌活鱼行气止痛，鸡内金、生麦芽、建曲、莱菔子消食健脾和胃，厚朴燥湿行气，桃仁润肠通便。效不更方，二诊在一诊基础上，去桃仁、厚朴，加用佛手、香橼疏肝理气，加黄荆子和胃止痛。服用上方十剂后，患者上述诸症基本缓解，生活基本恢复正常。

病案二十

王某某，女，40岁，9月10日来诊。患者近半年来出现月经不调（周期紊乱，月经量少），乳房胀痛，两胁作痛，不思饮食，小便如常，大便干结，夜间睡眠差。

患者求诊时精神不佳，面色无华，舌红，苔薄白，脉弦而虚。

诊疗思路：中医辨病为月经延期，辨证为肝郁血虚脾弱证。治以逍遥散加减。

处方：当归10g，白芍10g，柴胡10g，茯苓10g，白术10g，炙甘草6g，薄荷10g（后下），莱菔子30g，桃仁10g，熟大黄10g，醋香附10g，酒川芎10g，川牛膝10g，枳壳10g，佛手10g，香橼10g，火麻仁20g。嘱患者自备三片生姜加入，5剂。水煎，1日1剂，分三次服。

患者于9月17日复诊。二诊察看患者，精神恢复，面色稍红润，月经暂未至，述乳房胀痛、两胁作痛有所缓解，大便、食欲、睡眠较前改善，小便正常，舌红，苔薄白，脉弦而虚。辨病与辨证与一诊时相同，在一诊用方上做如下加减。

处方：当归10g，白芍10g，柴胡10g，茯苓10g，白术10g，炙甘草 6g，薄荷 10g（后下），莱菔子 30g，桃仁 10g，熟大黄 10g，醋香附 10g，酒川芎 10g，川牛膝 10g，枳壳 10g，佛手 10g，香橼 10g，火麻仁 20g，益母草 10g，泽兰 10g。嘱患者自备三片生姜加入。5 剂。水煎，1 日 1 剂，分三次服。

患者于 9 月 24 日三诊。三诊察看患者，精神佳，面色红润，月经已至，乳房胀痛明显好转，无两胁作痛，二便正常，食欲、睡眠正常，舌红，苔薄白，脉弦弱。辨病与辨证与一诊时相同，继续在二诊处方上加减。

处方：当归 10g，白芍 10g，柴胡 10g，茯苓 10g，白术 10g，炙甘草 6g，薄荷 10g（后下），醋香附 10g，酒川芎 10g，川牛膝 10g，佛手 10g，香橼 10g，益母草 10g，泽兰 10g。嘱患者自备三片生姜加入。5 剂。水煎，1 日 1 剂，分三次服。

按：逍遥散出自《太平惠民和剂局方》，是在四逆散的基础上加减而成，由柴胡、当归、白芍、炒白术、茯苓、薄荷、生姜、炙甘草组成。功能为疏肝健脾，养血解郁。用于肝郁脾虚所致郁闷不舒、头晕目眩、胸胁胀痛、食欲不振、月经不调。其方中柴胡苦辛微寒，芳香疏泄，轻清升散，入肝、胆经，疏肝解郁，条达肝气，为君药。白芍苦酸、微寒，入肝、脾经，既能养血调经、柔肝缓急，又能敛阴止汗、平抑肝阳；当归甘温，辛温性散，入肝、心、脾经，善于补血活血、养血、调经止痛，为血中之气药；当归、白芍与柴胡同用，补肝体而助肝用，使血充肝柔，共为方中臣药。因肝病易于传脾，故配以炒白术、茯苓、炙甘草健脾益气，使营血生化有源，共为佐药。薄荷辛凉，气味芳香，质轻上浮，疏泄清利，主入肺、肝经，既散上焦风热而清利头目与咽喉，又能透发疹毒，疏散郁遏之气，透肝经之郁热；生姜，味辛发散，微温，发汗解表散风寒，温肺化痰止咳，善温中止呕，降逆和中，亦为佐药；炙甘草，味甘性平，既能益气补中，又缓急止痛、调和药性，为佐使药。一诊在原方基础上加入莱菔子行气消食，枳壳、桃仁、熟大黄、火麻仁行气通便，醋香附、酒川芎、川牛膝补血活血行气，佛手、香橼疏肝理气。效不更方，二诊在一诊基础上，加入益母草、泽兰活血调经。收到理想效果后，三诊在二诊基础上，去莱菔子、枳壳、桃仁、熟大黄、火麻仁，余药再服五剂后，患者月经基本恢复，无乳房胀痛，无两胁作痛，二便如常，食欲、睡眠恢复正常，诸症皆愈。

病案二十一

郭某，男，39 岁，9 月 10 日初诊。患者述近半年来四肢及躯干反复出现散在红色皮疹伴瘙痒，经西医皮肤科确诊为慢性湿疹，近 1 个月来自觉口中有异味。该诊：患者精神可，面色红润，四肢及躯干有散在红色皮疹伴瘙痒，口中有异味，纳眠可，二便如常。舌红，苔薄黄，脉滑数。

诊疗思路：中医辨病为湿疹，辨证为湿热内蕴，治以甘露消毒丹加减。

处方：白豆蔻 10g（后下），藿香 10g，茵陈 20g，滑石 20g（包煎），川木通 10g，石菖蒲 10g，酒黄芩 10g，连翘 10g，川射干 10g，浙贝母 30g，薄荷 10g（后下），焦栀子 10g，淡豆豉 10g，牡丹皮 10g，赤芍 10g，山慈菇 10g，大豆黄卷 30g，地龙 10g，全蝎 6g，白鲜皮 15g，地肤子 30g，木香 10g。5 剂。水煎，1 日 1 剂，分三次服。

患者于 9 月 17 日复诊。患者精神可，面色红润，四肢及躯干散在红色皮疹已明显消退，瘙痒较前缓解，口中异味明显改善，纳眠可，二便如常。舌红，苔薄黄，脉滑数。辨病与辨证与一诊时相同，在一诊用方基础上加减。

处方：白豆蔻 10g（后下），藿香 10g，茵陈 20g，滑石 20g（包煎），川木通 10g，石菖蒲 10g，酒黄芩 10g，连翘 10g，川射干 10g，浙贝母 30g，薄荷 10g（后下），焦栀子 10g，淡豆豉 10g，牡丹皮 10g，赤芍 10g，山慈菇 10g，大豆黄卷 30g，地龙 10g，全蝎 6g，白鲜皮 15g，地肤子 30g，土茯苓 20g，千里光 20g，木香 10g。5 剂。水煎，1 日 1剂，分三次服。

按：慢性湿疹是皮肤科常见的过敏性炎症性疾病，病因复杂，缠绵难愈，常伴急性发作。中医也称之为"湿疮""浸淫疮"，认为其是由先天禀赋不足，湿热内蕴，复感风邪，风湿热相搏，浸淫肌肤所致。湿性黏滞缠绵，湿疹日久耗伤阴血，化燥生风而成慢性。其关键病机为"湿"，与脾、肺二脏密切相关。慢性湿疹虽然有阴虚血燥、气滞血瘀的诸多表现，但根本仍然为湿滞。甘露消毒丹出自王孟英的《医效秘传》，是治疗湿温时疫的要方，药物组成：茵陈、滑石、藿香、石菖蒲、黄芩、贝母、木通、射干、连翘、白豆蔻、薄荷。其主要功效为清热解毒、利湿化浊，通过"清""化""利"，来祛除滞留体内的湿热，符合本病病机。方中茵陈、滑石、黄芩、木通清热利湿；石菖蒲、白豆蔻、藿香、薄荷芳香化湿，行气悦脾；连翘、射干清热解毒；贝母清热散结。诸药合用，体现了辛苦、寒温、轻厚的组方思想，使热毒得清，湿邪得除，清热不过于苦寒，化湿不过于温燥。张勇老师通过适当加减，用于治疗慢性湿疹有较好疗效。一诊在原方基础上加入焦栀子、淡豆豉以透邪外出，牡丹皮、赤芍以凉血活血，山慈菇、大豆黄卷以清热透表，解毒除湿，地龙、全蝎以搜风通络祛瘀，白鲜皮、地肤子以清热燥湿、祛风止痒，木香以行气疏肝。效不更方，二诊在一诊基础上，加用土茯苓、千里光清热解毒、除湿止痒。上方服用十剂，患者湿疹得到明显控制，口中异味消除，生活质量显著提高。

病案二十二

黄某某，女，45 岁，11 月 26 日前来就诊。患慢性鼻窦炎 20 年，半月前受凉后出现咳嗽、咯黄稠痰，头痛，鼻流脓涕，自觉咽部有异物。一诊察看患者，精神尚可，面色红润，咳嗽、咯黄稠痰，头痛，鼻流脓涕，自觉咽痒、咽部异物感，无气紧、心累，纳眠可，二便正常，舌红，苔黄腻，脉濡数。

诊疗思路：中医辨病为鼻渊，辨证为湿热壅盛。治以甘露消毒丹加减。

处方：白豆蔻 10g（后下），藿香 10g，茵陈 20g，滑石 20g（包煎），川木通 10g，石菖蒲 10g，酒黄芩 10g，连翘 10g，川射干 10g，浙贝母 30g，薄荷 10g（后下），桔梗 10g，炒枳壳 10g，郁金 10g，降香 10g，蝉蜕 10g，僵蚕 10g，白前 10g，蜜紫菀 10g，地龙 10g，全蝎 6g，姜厚朴 10g，辛夷 10g，炒苍耳子 10g。3 剂。水煎，1 日 1 剂，分三次服。

患者于 12 月 3 日复诊。二诊察看患者，精神佳，面色红润，仍咳嗽，咯少量黄白黏痰，头痛、鼻流脓涕明显改善，自觉咽痒、咽部异物感明显好转，无气紧、心累，纳眠可，二便正常，舌红，苔薄黄，脉濡数。辨病与辨证与一诊时相同，在一诊用方基础上加减。

处方：白豆蔻 10g（后下），藿香 10g，茵陈 20g，滑石 20g（包煎），川木通 10g，石菖蒲 10g，酒黄芩 10g，连翘 10g，川射干 10g，浙贝母 30g，薄荷 10g（后下），桔梗 10g，炒枳壳 10g，郁金 10g，降香 10g，蝉蜕 10g，僵蚕 10g，白前 10g，蜜紫菀 10g，地龙 10g，全蝎 6g，姜厚朴 10g，辛夷 10g，炒苍耳子 10g，竹茹 10g，蜜枇杷叶 10g。3 剂。水煎，1 日 1 剂，分三次服。

按：中医学认为，鼻渊的形成除与肺受外邪有密切关系外，还与脾胃肝胆湿热有关。初期因风寒束表，肺失宣降，客邪上干鼻窍，导致鼻塞流涕、不闻香臭；治疗不利，久则郁而化热，肝胆脾胃湿热随经上扰，壅塞鼻窍，化为脓涕。临床脾胃湿热型鼻渊多表现为慢性鼻窦炎，如鼻涕黄浊、头重眩晕、胸腔胀闷、小便赤黄、舌红苔黄、脉滑数等，且病程较长，迁延难愈。对此，张勇老师采用甘露消毒丹加减治疗脾胃湿热型鼻渊取得了很好的效果。方中茵陈除湿热、利肝胆；滑石清利下焦，同时使上焦湿热从小便而去；木通清湿热、利小便；黄芩清上焦湿热；白豆蔻、藿香调畅气机，使湿热更易化解；白芷入阳明经，可开窍排脓，泽泻利湿清热，细辛开窍通经，川芎载药上达鼻窍、活血通络。全方共奏化浊利湿、清热解毒之功。一诊在原方基础上加入桔梗、炒枳壳、郁金、降香、蝉蜕、僵蚕调畅肺脏气机，白前、蜜紫菀止咳化痰，地龙、全蝎搜风涤痰、化瘀通络，姜厚朴燥湿行气，辛夷、炒苍耳子宣通鼻窍。二诊在一诊基础上，加用竹茹、蜜枇杷叶清热止咳化痰，如此则涕止，咳去，咽利，诸症皆除。患者服用上方六剂后，上述症状基本痊愈。

病案二十三

李某某，男，56 岁，3 月 26 日前来就诊。患者近半年来夜间入睡后发热汗出明显。刻诊：患者精神略差，双眼干涩，面赤心烦，纳可，眠差，小便如常，大便干结，舌红，苔黄，脉细数。

诊疗思路：中医辨病为盗汗，辨证为阴虚火旺，治以当归六黄汤加减。

处方：当归 10g，生地 10g，黄芩 10g，黄柏 10g，黄连 10g，熟地 10g，黄芪 20g，浮小麦 30g，煅龙骨 30g（先煎），煅牡蛎 30g（先煎），女贞子 10g，旱莲草 20g，木香 10g，厚朴 10g，刺蒺藜 10g，沙苑子 10g，砂仁 10g（后下）。5 剂。水煎，1 日 1 剂，分三次服。

患者于 4 月 2 日复诊。二诊察看患者，精神尚可，述夜间入睡后发热汗出减轻，双眼干涩，面赤心烦好转，睡眠较前有改善，纳可，小便如常，大便稍干，舌红，苔薄黄，脉细数。辨病与辨证与一诊时相同，在一诊用方基础上加减。

处方：当归 10g，生地 10g，黄芩 10g，黄柏 10g，黄连 10g，熟地 10g，黄芪 20g，浮小麦 30g，煅龙骨 30g（先煎），煅牡蛎 30g（先煎），女贞子 10g，旱莲草 20g，木香 10g，厚朴 10g，刺蒺藜 10g，沙苑子 10g，砂仁 10g（后下），桃仁 10g。5 剂。水煎，1 日 1 剂，分三次服。

按：盗汗是临床中常见症状，患者以夜间睡着后汗出，醒后汗止为主要表现，病症可轻可重。正如《明医指掌·自汗盗汗心汗证》所描述："盗汗者，睡而出，觉而收，如寇盗然，故以明之。"当归六黄汤出自李东垣《兰室秘藏》，由当归、生地、熟地、黄芩、黄连、黄柏、黄芪组成，其中当归等六味药物用量相同，黄芪用量加倍。方中当归养血，生地、熟地滋阴，黄连、黄芩、黄柏具有清热燥湿、泻火除烦坚阴之效，黄芪固表止汗、益气扶正。诸药合用，可滋阴泻火，固表止汗。原书称本方是"盗汗之圣药"。张勇老师在临证中发现，以当归六黄汤加减化裁治疗汗证，尤其是盗汗，收效甚优。一诊在原方基础上加入浮小麦、煅龙骨、煅牡蛎益气敛汗，女贞子、旱莲草补肝肾阴，木香、厚朴燥湿行气，刺蒺藜、沙苑子养肝明目，砂仁化湿护胃。效不更方，二诊在一诊基础上加入桃仁润肠通便。患者服用十剂后，发热汗出、双眼干涩、面赤心烦等症状基本消失，纳眠可，二便调，重回健康状态。

病案二十四

李某某，男，78岁，6月4日前来就诊。有10余年慢性阻塞性肺疾病病史，1周前受凉后出现咳嗽、咯黄白色黏痰，喘息、气紧、心累，活动后尤甚，双下肢不肿。精神差，纳眠可，二便如常，舌黯，苔白，脉滑数。

诊疗思路：中医辨病为肺胀，辨证为上盛下虚之喘证，治以苏子降气汤加减。

处方：紫苏子10g，法半夏10g，当归10g，甘草6g，姜厚朴10g，肉桂10g，前胡10g，陈皮10g，沉香（冲服）3g，盐菟丝子20g，盐巴戟天20g，淫羊藿20g，胡芦巴20g，地龙10g，全蝎6g，西洋参30g，炙黄芪30g，白前10g，蜜紫菀10g，青黛10g（包煎），浙贝母30g，瓜蒌皮10g，蛤壳20g，薤白20g，丹参20g。5剂。水煎，1日1剂，分三次服。

患者于6月11日复诊。二诊察看患者，精神改善，咳嗽，咯少量白黏痰，无喘息，感气紧、心累有所好转，双下肢不肿，纳眠可，二便如常，舌黯，苔白，脉滑数。辨病与辨证与一诊时相同，在一诊用方基础上加减。

处方：紫苏子10g，法半夏10g，当归10g，甘草6g，姜厚朴10g，肉桂10g，前胡10g，陈皮10g，沉香（冲服）3g，盐菟丝子20g，盐巴戟天20g，淫羊藿20g，胡芦巴20g，地龙10g，全蝎6g，西洋参30g，炙黄芪30g，白前10g，蜜紫菀10g，青黛10g（包煎），浙贝母30g，瓜蒌皮10g，蛤壳20g，薤白20g，丹参20g，葶苈子10g，旋覆花10g（包煎）。5剂。水煎，1日1剂，分三次服。

按：慢性支气管炎、慢性阻塞性肺疾病发作期在中医中多属"喘证""咳嗽""痰饮""肺胀"等范畴，其发病机制主要与肺肾二脏相关，因肺为气之主，司呼吸，肾为气之根，与肺同司气体之出纳。同时，慢性支气管炎病程长，发作频繁，迁延不愈，久病肺弱，咳伤肺气，迁延不愈，由肺及肾，致使根本不固，气失摄纳，又痰浊内蕴，复感外邪，致肺失宣降，肾气失固，故临床采用化痰降逆，温肾纳气法。张勇老师尤擅以苏子降气汤为主治疗。苏子降气汤由紫苏子、半夏、当归、甘草、前胡、厚朴、肉桂、生姜、大枣组成，具有降气平喘、祛痰止咳的作用，为治疗"肺胀痰浊阻肺证"的经典方剂。方中苏子降气祛痰，止咳平喘，为君药；前胡、半夏、厚朴祛痰、止咳平喘，共为臣药。君臣相配，以治上实之有余。肉桂温肾祛寒，纳气平喘；当归既养血补肝，同肉桂能温补下虚，又能治咳逆上气；甘草调和诸药，是为使药。诸药合用，上下兼顾而以上为主，使气降痰消，则喘咳自平。一诊在原方基础上，加入沉香纳气平喘，盐菟丝子、盐巴戟天、淫羊藿、胡芦巴温肾助阳，地龙、全蝎祛风止痉，西洋参、炙黄芪益气养阴，白前、蜜紫菀、陈皮止咳化痰，青黛、浙贝母、瓜蒌皮、蛤壳清肺化痰，薤白行气宽胸，丹参活血化瘀。效不更方，二诊在一诊基础上加用葶苈子、旋覆花降气平喘。患者服用十剂后，咳、痰、喘有了明显改善，气紧、心累症状得到了一定控制，生活质量显著提高。

病案二十五

赵某，女，59岁，4月23日前来就诊。2018年4月发现右乳结节，于2018年9月6日在省医院乳腺外科行右乳包块切除术，术后进行放化疗治疗。出院时诊断为右乳浸润性乳腺癌（pT2N2MOⅢA期），化疗后出现骨髓抑制，心肌损害。一诊察看患者，面色少华，声低气怯，诉放化疗后精神差，纳差，消瘦，感右上肢麻木，右上臂及右胸壁肿胀不适，眠差，二便如常，舌黯，苔薄白，脉细弱。

诊疗思路：西医辨病，乳腺癌术后放化疗后；中医辨证，气阴两虚证。治以麦门冬汤加减。

处方：麦冬10g，京半夏10g，西洋参30g，炙甘草6g，大枣10g，地龙10g，全蝎6g，白花蛇舌草10g，土鳖虫10g，砂仁10g，白豆蔻

10g，炒鸡内金 30g，生麦芽 20g，盐补骨脂 20g，炙黄芪 30g，白术
20g，建曲 20g，粳米一撮。5 剂。水煎，1 日 1 剂，分三次服。

4 月 29 日患者复诊。二诊察看患者，面色略红润，声音平和，精
神可，自述食欲较前有增加，右上肢麻木、右上臂及右胸壁肿胀不适有
所改善，眠可，二便如常，舌黯，苔薄白，脉细弱。辨病与辨证与一诊
时相同，在一诊用方基础上加减。

处方：麦冬 10g，京半夏 10g，西洋参 30g，炙甘草 6g，大枣 10g，
地龙 10g，全蝎 6g，白花蛇舌草 10g，土鳖虫 10g，砂仁 10g，白豆蔻
10g，炒鸡内金 30g，生麦芽 30g，盐补骨脂 20g，炙黄芪 30g，白术
20g，胆南星 10g，白芥子 10g，粳米一撮。5 剂。水煎，1 日 1 剂，分
三次服。

按：麦门冬汤出自《金匮要略》。原文为"大逆上气，咽喉不利，
止逆下气者，麦门冬汤主之"，论述虚热肺痿的证治。由于津液耗伤，
导致肺胃阴虚，阴虚则火旺，虚火上炎，肺气失于宣降，上逆则喘咳，
热灼津伤故咽喉干燥，痰黏难咳。治疗当滋阴清热，止火逆降肺气。
《肘后备急方》即用本方"治肺痿咳唾涎沫不止，咽喉燥而渴"。沈明宗
在《金匮要略编注》中说："余窃拟为肺痿之主方也。"张勇老师在熟读
经典的基础上，对很多古籍中未曾提到的疾病进行了深入的思考与研
究。肿瘤术后、放化疗后的患者大多气阴两伤，益气养阴，扶正固本应
为治疗之大法。在此法的框架之下，才能谈其他伴随症状的治疗与缓
解。麦门冬方中重用麦门冬养阴润肺，清虚热，半夏下气化痰。半夏虽
性温，但与大量麦冬配伍则不燥。西洋参、甘草、粳米、大枣养胃益
气，气能生津，津液充沛，虚火自敛。一诊时在原方基础上加用砂仁、
白豆蔻、炒鸡内金、生麦芽、建曲健脾开胃，盐补骨脂补益脾肾，炙黄
芪、白术益气扶正，地龙、全蝎、土鳖虫、白花蛇舌草活血祛瘀，解毒
散结。二诊在一诊方药基础上，去建曲，加用胆南星、白芥子搜剔痰
结。故患者服用十剂后，症状明显缓解，生活质量得到极大改善。

病案二十六

严某，男，84岁，2019年5月28日首次就诊。有慢性阻塞性肺疾病病史30余年，近半月来因该病急性加重一直在市六医院住院输液治疗，效果不佳。刻诊：患者，精神不佳，面色少华，呼吸浅短难续，胸满短气，咳嗽明显，咯白黏痰，纳可，眠差，二便如常，舌质红，苔白，脉细弱。

诊疗思路：中医辨病为肺胀，辨证为肺肾气虚（急性期），治以定喘汤加减。

处方：紫苏子10g，桑白皮10g，黄芩10g，白果10g，款冬花10g，苦杏仁10g，甘草6g，麻黄绒10g，京半夏10g，桔梗10g，枳壳10g，郁金10g，降香10g，蝉蜕10g，僵蚕10g，补骨脂20g，巴戟天20g，淫羊藿20g，瓜蒌皮10g，青黛10g（包煎），浙贝母30g，薤白20g，白前10g，紫菀10g。3剂。水煎，1日1剂，分三次服。

6月4日患者复诊。二诊察看患者，精神可，面色略红润，气息较前平和，咳嗽、咯痰较前明显缓解，活动后气紧、心累有所好转，纳可，眠差，二便如常，舌质红，苔白，其上可见少许裂纹，脉细弱。治以止嗽散加减。

处方：桔梗10g，紫菀10g，荆芥10g，蜜百部10g，陈皮10g，白前10g，甘草6g，枳壳10g，郁金10g，降香10g，蝉蜕10g，僵蚕10g，补骨脂20g，巴戟天20g，淫羊藿20g，麻黄绒10g，苦杏仁10g，南沙参30g，麦冬10g，厚朴10g，丝瓜络10g，枇杷叶10g。3剂。水煎，1日1剂，分三次服。

6月11日患者三诊。三诊察看患者，精神佳，面色红润，气息平和，偶有咳嗽，咯痰明显减少，活动后气紧、心累有所好转，感双下肢无力，纳可，眠差，二便如常，舌质红，苔白，其上可见少许裂纹，脉细弱。辨病与辨证与二诊时相同，在二诊用方基础上加减。

处方：桔梗10g，紫菀10g，荆芥10g，蜜百部10g，陈皮10g，白前10g，甘草6g，枳壳10g，郁金10g，降香10g，蝉蜕10g，僵蚕10g，补骨脂 20g，巴戟天 20g，淫羊藿 20g，菟丝子 20g，牛膝 10g，盐杜仲 30g，麻黄绒 10g，苦杏仁 10g，浙贝母 30g，莲子 15g，远志 10g，石菖蒲 10g，首乌藤 15g。3 剂。水煎，1 日 1 剂，分三次服。

按：肺胀指多种慢性肺系疾病反复发作，迁延不愈，肺脾肾三脏虚损，从而导致肺气壅滞，气道不畅，胸膺胀满不能敛降。肺胀病名源于《黄帝内经》，发挥于东汉张仲景，成熟于后世历代医家。《灵枢·胀论》有："肺胀者，虚满而喘咳。"《金匮要略·肺痿肺痈咳嗽上气病脉证治》指出本病的主症为："咳而上气，此为肺胀，其人喘，目如脱状。"《诸病源候论·咳逆短气候》记载肺胀的发病机制是"肺虚为微寒所伤，则咳嗽，嗽则气还于肺间，则肺胀，肺胀则气逆。而肺本虚，气为不足，复为邪所乘，壅否不能宣畅，故咳逆短气也"。可见肺胀的主要病因是久病肺虚。而肺为气之主，肾为气之根，肺伤及肾，肾气衰惫，摄纳无权，则气短不续，动则益甚。且肾主水，肾阳衰微，则气不化水，水邪泛滥则肿，上凌心肺则喘咳心悸。张勇老师在上述理论的指引下，以肺胀急性期和缓解期为治疗主纲，辨证选用定喘汤与止嗽散为治疗主方，在此基础上加用温补肾阳的药物如补骨脂、巴戟天、淫羊藿、菟丝子温肾纳气平喘，辅以桔梗和枳壳、郁金和降香、蝉蜕和僵蚕三对恢复肺脏正常升降出入气机之药对，再予瓜蒌皮、青黛、竹茹、浙贝母、薤白、白前、紫菀清热化痰，宽胸行气，南沙参与麦冬益气养阴生津。共奏调和肺肾阴阳，调畅气机之功，使患者咳嗽、咯痰、气促、心累诸症得解。患者睡眠不佳，佐以莲子、远志、石菖蒲、首乌藤交通心肾，改善睡眠。患者服用十剂后，症状明显缓解，生活质量得到极大改善。

病案二十七

万某，女，59 岁，2019 年 6 月 18 日来诊。有直肠癌病史 1 年余，未行手术治疗及放化疗。长期服用中药控制症状。一诊察看患者，精神尚可，面色少华，腹痛，胃胀，时欲呕吐，纳差，解大便困难，眠可，小便如常，舌质红，苔白，脉滑数。

诊疗思路：中医辨病为腹痛，辨证为湿热壅滞，治以芍药汤加减。

处方：白芍 20g，黄芩 10g，黄连 10g，槟榔 10g，生大黄 6g，木香 10g，肉桂 10g，当归 10g，炙甘草 6g，吴茱萸 6g，桃仁 10g，川楝子 10g，延胡索 20g，鸡内金 30g，生麦芽 20g，小茴香 10g，黄荆子 15g。3 剂。水煎，1 日 1 剂，分三次服。

患者于 2019 年 6 月 25 日复诊。二诊察看患者，精神可，面色稍红润，腹痛、胃胀、纳差有所好转，未再呕吐，解大便困难较前有所改善，眠可，小便如常，舌质红，苔白，脉滑数。辨病与辨证与一诊时相同，在一诊用方基础上加减。

处方：白芍 20g，生大黄 10g，黄芩 10g，黄连 10g，当归 10g，肉桂 10g，槟榔 10g，甘草 6g，木香 10g，枳实 10g，厚朴 10g，乌药 10g，枳壳 10g，川楝子 10g，延胡索 20g，桃仁 10g，建曲 20g。3 剂。水煎，1 日 1 剂，分三次服。

按：芍药汤出自《素问病机气宜保命集》。本方本是治疗湿热痢疾的常用方剂。以痢下赤白、腹痛里急，苔腻微黄为辨证要点。本方的组方特点是以清热燥湿为本，兼以气血并治，"通因通用"，肝脾同调，与葛根黄芩黄连汤、黄连解毒汤等纯苦寒止痢之方不同。张勇老师在多年临床用药实践的基础上，总结出芍药汤治疗直肠肿瘤证属湿热壅滞者往往能收到良效。纵观本方构成，方能理解老师用方的精妙之处。方中重用白芍，取其苦酸微寒，柔肝理脾，调和气血而止腹痛，黄连、黄芩苦寒，清热燥湿，而解肠中热毒。大黄苦寒，泻热祛积破瘀，使积滞除、瘀血去，此乃"通因通用"之法。木香、槟榔行气导滞，当归柔肝和血行瘀，肉桂辛热，配在苦寒药中是为反佐，可防止苦寒伤中与冰伏湿热之邪，配伍活血药又助行血之功。甘草甘平，益胃和中，调和诸药，与白芍相配，又能缓急而止腹痛。一诊中加入吴茱萸与黄连配伍，达降逆止呕之功效。桃仁润肠通便，川楝子、延胡索、小茴香行气止痛，鸡内金、生麦芽、黄荆子健脾和胃止痛。二诊在一诊基础上加入枳实、厚朴与大黄配伍，以小承气汤之功助排便，枳壳、木香、川楝子、延胡索、乌药共奏行气止痛之功。患者服用十剂后，症状明显改善，生活质量得到极大提高。以上不失为通过分析与思考扩大古代名方应用范围的一次成功实践。

病案二十八

孙某某，男，10 岁，2019 年 7 月 16 日来诊。有慢性湿疹病史 5 年余，服用西药治疗效果不佳。症状反复，迁延难愈。一诊察看患者，精神可，面色红润，全身皮肤散在红色湿疹，伴瘙痒，纳眠可，二便如常，舌质红，苔薄白，脉浮数。

诊疗思路：中医辨病为湿疹，辨证为湿热蕴表，治以消风散加减。

处方：荆芥 10g，防风 10g，蝉蜕 10g，亚麻仁 10g，苦参 10g，苍术 10g，知母 10g，生石膏 30g（先煎），牛蒡子 10g，川木通 10g，当归 10g，生地黄 10g，甘草 6g，地龙 10g，全蝎 6g，丹参 20g，土茯苓 20g，千里光 20g，制何首乌 10g，白鲜皮 15g，地肤子 15g，木香 10g，红花 10g，桑椹 15g。5 剂。水煎，1 日 1 剂，分三次服。

患者于 2019 年 7 月 24 日复诊。二诊察看患者，精神可，面色稍红润，全身皮肤散在红色湿疹明显消退，瘙痒明显减轻，纳眠可，二便如常，舌质红，苔薄白，脉浮数。辨病与辨证与一诊时相同，在一诊用方基础上加减。

处方：荆芥 10g，防风 10g，蝉蜕 10g，亚麻仁 10g，苦参 10g，苍术 10g，知母 10g，生石膏 30g（先煎），牛蒡子 10g，川木通 10g，当归 10g，生地黄 10g，甘草 6g，牡丹皮 10g，赤芍 10g，地龙 10g，全蝎 6g，丹参 20g，白土苓 20g，千里光 20g，制何首乌 10g，白鲜皮 30g，桑椹 10g，薏苡仁 30g，红花 10g，金银花 10g，连翘 10g。5 剂。水煎，1 日 1 剂，分三次服。

按：消风散出自《外科正宗》，是治疗风疹、湿疹的常用方剂。以皮肤瘙痒、疹出色红，或遍身云片斑点为辨证要点。风疹、湿疹，多因风热或风湿之邪侵袭人体，浸淫血脉，内不得疏泄，外不得透达，郁于肌肤腠理所致，故皮肤疹出色红瘙痒，或津水流溢。治以宣疏风止痒为主，清热除湿为辅。由于痒自风来，故止痒必先疏风。荆芥、防风、牛蒡子、蝉蜕疏风止痒，以祛除在表之风邪。配伍苍术祛风燥湿，苦参清热燥湿，木通渗利，知母、石膏清热泻火，当归、生地、胡麻仁养血活血，生甘草清热解毒，调和诸药。本方以祛风为主，配伍祛湿、清热、养血之品，如此则祛邪与扶正兼顾，既能祛风除湿，又可养血以助疏风，使风湿得去，血脉调和，则瘙痒自止。张勇老师在原方基础上，根据明朝李中梓《医宗必读卷十·痹》中所云"治行痹者，散风为主，御寒利湿仍不可废，大抵参以补血之剂，盖治风先治血，血行风自灭也"，一诊在原方基础上加用制何首乌及桑椹益精补血，丹参、红花凉血活血，白鲜皮、地肤子、土茯苓、千里光加强清热燥湿、祛风止痒。考虑患者病程迁延，久病入络，故予地龙、全蝎搜风通络。效不更方，二诊在一诊基础上，加入牡丹皮、赤芍以增凉血活血之功，薏苡仁健脾除湿，金银花、连翘辛凉透表、清热解毒。患者服用十剂后，症状明显改善。迁延难愈、反复发作之皮疹伴瘙痒得到明显控制。本案例中使用的消风散原方配伍固然精妙，张勇老师参照古籍中的相关原文进行了理论延伸，再通过严谨地选药与配伍，使风疹、湿疹的治疗效果极大地提高。

病案二十九

张某某，女，38岁，2019年5月7日来诊。患者近期单位体检发现右肺中叶有一直径约5mm的结节，患者无吸烟及饮酒史，有长期熬夜史，平素不爱运动。平素未服用特殊药物。一诊察看患者，精神不佳，面色欠红润，气息平缓，无咳嗽、咯痰、气促等呼吸道症状。食欲、睡眠尚可，二便如常，舌质红，苔薄白，脉弦滑。

诊疗思路：中医辨病为肺结节，辨证为痰瘀阻络，治以二陈汤合消瘰丸加减。

处方：陈皮10g，京半夏10g，茯苓10g，生甘草3g，玄参10g，浙贝母30g，生牡蛎20g，枳壳10g，桔梗10g，山慈菇10g，莪术6g，地龙10g，全蝎6g，煅瓦楞子10g，鸡内金30g，生麦芽20g，木香10g，厚朴10g，佛手10g，香橼10g。5剂。水煎，1日1剂，分三次服。嘱患者尽可能改变生活习惯，规律作息，避免熬夜，加强运动。

患者于 2019 年 5 月 14 日复诊。二诊察看患者，精神可，面色红润，气息平缓，无咳嗽、咯痰、气促等呼吸道症状。食欲、睡眠尚可，二便如常，舌质红，苔薄白，脉弦滑。辨病与辨证与一诊时相同，在一诊用方基础上加减。

处方：陈皮 10g，京半夏 10g，茯苓 10g，生甘草 3g，玄参 10g，浙贝母 30g，生牡蛎 20g，枳壳 10g，桔梗 10g，山慈菇 10g，莪术 6g，地龙 10g，全蝎 6g，煅瓦楞子 10g，鸡内金 30g，生麦芽 20g，木香 10g，厚朴 10g，佛手 10g，香橼 10g，丝瓜络 10g。5 剂。水煎，1 日 1 剂，分三次服。

按：中医认为，肿瘤的发生是由机体正气不足，脏腑功能失调，气滞、血瘀、痰凝、毒聚而成。《黄帝内经》所论述的"积聚""癥瘕""伏梁""石瘤"等就类似于现代医学的肿瘤类疾病。《灵枢·百病始生篇》述："温气不行，凝血蕴里而不散，津液涩渗，著而不去，而积皆乃成矣。"说明从《黄帝内经》开始，我们就认识到气滞血瘀津聚可形成积证。《医碥·积聚》述，"积者，有形之邪。或食，或痰，或血，积滞成块，时而硬痛，始终不离故处也。"朱震亨的《丹溪心法》述："痰挟瘀血，遂成巢囊""在中为痰饮，在右为食积，在左为死血"。均认识到痰与瘀血相互搏结是形成积证的主要病因病机。张勇老师在上述理论基础上，提出二陈汤合消瘰丸加减治疗肺部小结节，不难揣摩其深意。一诊在原方基础上加入枳壳、桔梗以调畅肺部气机，莪术、地龙、全蝎活血祛瘀，山慈菇、煅瓦楞子、鸡内金消肿散结，生麦芽、木香、厚朴、佛手、香橼疏肝行气。效不更方，二诊在一诊基础上，加入丝瓜络解毒化痰通肺络，患者服用上述方剂三个月后，复查肺部结节，直径已缩小到 3mm。

病案三十

王某，女，50 岁，2019 年 8 月 5 日来诊。患者近一年来夜间入睡困难，多梦易醒，每日睡眠时间在 3～4 小时。患者无吸烟及饮酒史，无长期熬夜史，平素不爱运动，未服用特殊药物。一诊察看患者，精神不佳，面色欠红润，气息平缓，无咳嗽、咯痰、气促、心累等呼吸系统症状。述食欲尚可，二便如常，舌质红，苔白腻微黄，脉弦滑。

诊疗思路：中医辨病为失眠，辨证为痰热内扰，治以黄连温胆汤加减。

处方：黄连10g，茯苓20g，法半夏10g，甘草6g，陈皮10g，枳实10g，竹茹10g，莲子15g，远志10g，石菖蒲10g，龙骨15g（先煎），牡蛎15g（先煎），夜交藤15g，合欢皮15g。5剂。水煎，1日1剂，分三次服。

患者于2019年8月12日复诊。二诊察看患者，精神可，面色红润，自述睡眠较前改善，每晚能入睡5个多小时，梦少且不易惊醒，纳眠可，二便如常，舌质红，苔白，脉弦滑。辨病与辨证与一诊时相同，在一诊用方基础上加减。

处方：黄连10g，茯苓20g，法半夏10g，甘草6g，陈皮10g，枳实10g，竹茹10g，莲子15g，远志10g，石菖蒲10g，龙骨15g（先煎），牡蛎15g（先煎），夜交藤15g，合欢皮15g，百合15g。5剂。水煎，1日1剂，分三次服。

按：失眠，又称不寐，是以经常不能获得正常睡眠为特征的一类病症，主要表现为睡眠时间与深度不足轻者入睡困难，或寐而不酣，时寐时醒，或醒后不能复寐；重者彻夜不寐，常影响正常的工作、生活甚至健康。张勇老师认为痰热为导致失眠的重要因素，予黄连温胆汤治疗痰热扰心型失眠临床疗效颇显。胆属木，为清净之府，失其常则木郁不达，胃气因之失和，继而气郁生痰化热。胆主决断，痰热内扰，则胆怯易惊，失眠多梦。治宜清胆和胃，理气化痰。方中以半夏为君，燥湿化痰，降逆和胃。竹茹、黄连为臣，清胆和胃，止呕除烦。佐以枳实、陈皮理气化痰，使气顺则痰自消，茯苓健脾利湿，俾湿去则痰不生，使以甘草，益脾和中，协调诸药。纵观全方，可使痰热消而胆胃和，则诸症自解。一诊在原方基础上加入莲子、远志以交通心肾，石菖蒲利湿化浊祛痰，龙骨、牡蛎重镇安神，夜交藤、合欢皮养心安神。效不更方，二诊在一诊基础上，加用百合清心安神。患者服用上方十剂后，失眠困扰已基本消除，身心舒缓，生活质量大大提高。

病案三十一

邓某，女，44 岁，2019 年 4 月 9 日来诊。近 1 年来面色无华，面部出现黄褐斑，伴月经不调。一诊察看患者，精神萎靡，面色无华，睡眠不佳，月经不调，脱发，便秘，面部可见黄褐斑。食欲尚可，每日睡眠约 5 小时，小便如常，大便秘结，3～4 日解一次。舌质红，苔少，脉细数。

诊疗思路：中医辨病为失眠，辨证为痰热内扰，治以天王补心丹加减。

处方：丹参 10g，天冬 10g，麦冬 10g，当归 10g，生地 10g，南沙参 30g，桔梗 10g，茯苓 15g，远志 10g，炒枣仁 15g，柏子仁 10g，五味子 6g，玄参 10g，木香 10g，夜交藤 30g，合欢皮 15g。5 剂。水煎，1 日 1 剂，分三次服。

患者 2019 年 4 月 16 日复诊。二诊察看患者，精神较前改善，面色稍红润，自述睡眠、脱发、便秘有所改善，月经量有所增加，面部可见黄褐斑有所减轻，食欲尚可，每日睡眠约 6 小时，小便如常，大便 1～2 日解一次，舌质红，苔少，脉细数。辨病与辨证与一诊时相同，在一诊用方基础上加减。

处方：丹参 10g，天冬 10g，麦冬 10g，当归 10g，生地 10g，南沙参 30g，桔梗 10g，茯苓 15g，远志 10g，炒枣仁 15g，柏子仁 10g，玄参 10g，木香 10g，夜交藤 30g，合欢皮 15g，佛手 10g，香附 10g，龙骨 15g（先煎），牡蛎 15g（先煎）。5 剂。水煎，1 日 1 剂，分三次服。

按：黄褐斑影响容貌，患者发病后心情抑郁，心理负担重，以致急于求成，频频换医，原发病不能得到很好的控制，内分泌代谢更加紊乱，面部色素沉积越来越严重，久之则悲观失望，形成恶性循环。中医认为，脏腑病变、脏腑关系失调、经脉阻滞、气血不足均可以"形之于面"，黄褐斑实际上是全身机能失调的外在表现。在临床观察中，黄褐斑患者多为女性，女子有"善怀多郁"的心理特点，思虑过度则暗耗心血，心"其华在面"。面部肌肤赖气血以养，气血充盛、调和是保证面色红润光泽的基础，心的气血不足，则会导致面色苍白、干燥、晦滞，久则阴虚火炽，瘀结成斑。同时，心血亏虚也会导致心脾血虚，肝血不足，肾水亏损等脏腑病症。天王补心丹出自《摄身秘剖》。方中重用生地黄滋阴养血，为君药。天冬、麦冬滋阴清热，酸枣仁、柏子仁养心安神，当归补血润燥，共为臣药。南沙参补气养阴，使气旺而阴血生，又宁心益智。五味子益气敛阴，以助补气生阴之力。茯苓、远志养心安神，又可交通心肾。玄参滋阴降火、抑制虚火上炎，丹参清心活血，补而不滞，朱砂重镇安神，兼治其标，共为佐药。桔梗为使药，取其载药上行，俾药力上入心经，与丹参相伍，可行气血，使诸药滋而不腻，补不留瘀。一诊在原方基础上去朱砂，加入夜交藤、合欢皮宁心安神，木香行气使诸药补而不滞。效不更方，二诊在一诊基础上去五味子，加入佛手、香附疏肝行气，龙骨、牡蛎重镇安神助睡眠。患者服用上方十剂后，面部黄褐斑明显减轻，其余诸症也得到明显改善，生活质量提高。

病案三十二

李某某，女，1岁，2019年4月23日来诊。患者1周前受凉后出现咳嗽、咯白色泡痰，痰不能自行咯出，鼻流清涕。一诊察看患者，精神萎靡，间断咳嗽，可闻及痰鸣，鼻流清涕，食欲减退，夜卧不安，小便如常，大便次数增加，舌质红，苔薄白，指纹色红。

诊疗思路：中医辨病为咳嗽，辨证为风寒闭肺，治以止嗽散加减。

处方：桔梗5g，蜜紫菀5g，荆芥5g，蜜百部5g，陈皮5g，白前5g，甘草3g，炒枳壳5g，郁金5g，降香5g，蝉蜕5g，炒僵蚕5g，青黛5g（包煎），浙贝母15g，蜜枇杷叶5g，前胡5g，川射干5g，辛夷5g（包煎），大腹皮5g，炒鸡内金15g。5剂。水煎，1日1剂，分三次服。

患者于2019年4月30日复诊。二诊察看患者，精神恢复，偶有咳嗽，未闻及痰鸣，鼻未流涕，纳眠可，二便如常，舌质淡红，苔薄白，指纹色红。辨病与辨证与一诊时相同，在一诊用方基础上加减。

处方：桔梗5g，蜜紫菀5g，荆芥5g，蜜百部5g，陈皮5g，白前5g，甘草3g，炒枳壳5g，郁金5g，降香5g，蝉蜕5g，炒僵蚕5g，青黛 5g（包煎），浙贝母 15g，蜜枇杷叶 5g，前胡 5g，川射干 5g，炒鸡内金 15g。3 剂。水煎，1 日 1 剂，分三次服。

按：小儿风寒咳嗽是一种常见病，主要是因为小儿腠理疏薄，卫外功能未固，且脏腑娇嫩，感受风寒后，比成人更容易出现咳嗽，同时由于兼挟痰壅、食滞、惊吓等而使病情复杂。止嗽散出自《医学心悟》，本方由桔梗、甘草、荆芥、紫菀、百部、白前、陈皮七味组成。方中荆芥辛而微温，疏风解表，祛在表之邪；紫菀、百部止咳化痰；桔梗味苦辛、性平，善于开宣肺气；白前味辛甘而性平，长于降气化痰，两者协同，一宣一降，以复肺气之宣降，增强止咳化痰之力；陈皮理气化痰；甘草缓急止嗽，与桔梗同用，又能利咽喉，上药合用，温而不燥，润而不腻，苦不过寒，辛不过热。全方有化痰止咳，疏风宣肺的功效。正如《医学心悟》中程氏所言："既无攻击过当之虞，又有启门驱贼之势。"是以客邪易散，肺气安宁。一诊中的三组药队，枳壳、桔梗；郁金、降香；蝉蜕、僵蚕，意在恢复肺的升降，患儿病程日久，寒邪有化热之势，予青黛、浙贝母、蜜枇杷叶、前胡清肺化痰止咳，川射干利咽，辛夷宣通鼻窍，大腹皮燥湿行气调理大便，炒鸡内金健脾开胃。二诊效不更方，在一诊基础上，去辛夷、大腹皮，再服三剂，患儿咳嗽痊愈，以上诸症皆去。

病案三十三

张某，女，32 岁，10 月 30 日初诊。患者患急性支气管炎后近一个月持续咳嗽，偶咯少量白色黏痰，伴咽痒、咽干，咳嗽剧烈时感气紧，无喘息，无畏寒、发热，无胸痛、咯血，无潮热、盗汗。精神尚可，食欲、睡眠正常，二便如常，舌质红，苔薄白，脉滑数。

诊疗思路：中医辨病为咳嗽，辨证为燥邪犯肺，治以桑杏汤加减。

处方：桑叶 10g，苦杏仁 10g，浙贝母 30g，南沙参 10g，淡豆豉 10g，焦栀子 10g，桔梗 10g，炒枳壳 10g，郁金 10g，降香 10g，蝉蜕 10g，炒僵蚕 10g，青黛 10g（包煎），瓜蒌皮 10g，蛤壳 20g（先煎），地龙 10g，全蝎 6g，白前 10g，蜜紫菀 10g，甘草 3g，丝瓜络 10g。三剂。水煎，1日1剂，分三次服。

患者于11月6日复诊。二诊察看患者，精神可，咳嗽较前好转，咯少量黄白色黏痰，无气紧、喘息，食欲、睡眠可，二便如常，舌质红，苔薄白，脉滑数。辨病与辨证与一诊时相同，在一诊用方基础上加减。

处方：桑叶10g，苦杏仁10g，浙贝母30g，南沙参10g，淡豆豉10g，焦栀子10g，桔梗10g，炒枳壳10g，郁金10g，降香10g，蝉蜕10g，炒僵蚕10g，青黛10g（包煎），瓜蒌皮10g，蛤壳20g（先煎），地龙10g，全蝎6g，白前10g，蜜紫菀10g，甘草3g，丝瓜络10g，竹茹10g，蜜枇杷叶10g。3剂。水煎，1日1剂，分三次服。

按： 感染后咳嗽又称为"感冒后咳嗽"，是呼吸道感染急性期症状消失后，咳嗽仍迁延不愈的一种疾病，常以刺激性干咳、咳少量白黏痰为表现，伴有咽痒、咽干等不适。本病病因目前认为为呼吸道病毒感染，部分并发肺炎支原体、衣原体或细菌感染者发展为迁延不愈的感染后咳嗽。发病机制尚未明了，多认为与气道炎症、气道黏膜损伤、气道高反应性等有关。近些年来，中医医家采用中医药治疗感染后咳嗽取得了显著的临床疗效，对中医药治疗感染后咳嗽的认识逐渐加深。张勇老师认为感染后咳嗽的疾病特点与中医"燥咳""风咳"类似，可归入"燥咳""风咳"范畴。桑杏汤为《温病条辨》中辨治外感温燥的重要方剂，由桑叶一钱（3g），杏仁一钱五分（4.5g），沙参二钱（6g），象贝一钱（3g），香豉一钱（3g），栀皮一钱（3g），梨皮一钱（3g）组成。《温病条辨》载："秋感燥气，右脉数大，伤手太阴气分者，桑杏汤主之。"由此可见桑杏汤原方主治秋季温燥邪气侵袭肺卫之疾。一诊在原方基础上加入桔梗、炒枳壳、郁金、降香、蝉蜕、炒僵蚕恢复肺脏气机升降，青黛、瓜蒌皮、蛤壳清肺化痰，地龙、全蝎祛风止痉，白前、蜜紫菀、甘草止咳化痰，丝瓜络通肺络。效不更方，二诊在一诊基础上加入竹茹、蜜枇杷叶清热止咳化痰。共服六剂，患者咳止、咽利，诸症得去，疗效彰显。

病案三十四

彭世和，男，66岁，6月4日来诊。左肺肺癌术后1年，近半月来咳嗽、咯少量黄白黏痰，痰黏不易咯出，感气紧、心累，胸闷、左胸疼痛。精神欠佳，面色晦暗，纳可，眠差，二便如常，舌黯、苔黄厚，脉滑数。

诊疗思路：中医辨病为肺癌，胸痛；辨证为痰瘀阻络。治以定喘汤合旋覆花汤加减。

处方：炒紫苏子10g，桑白皮10g，酒黄芩10g，白果10g，蜜款冬花10g，苦杏仁10g，甘草6g，蜜麻黄绒10g，京半夏10g，桔梗10g，炒枳壳10g，郁金10g，降香10g，蝉蜕10g，僵蚕10g，地龙10g，全蝎6g，青黛10g（包煎），浙贝母30g，瓜蒌皮10g，蛤壳20g（先煎），红花10g，大叶茜草10g，蜜旋覆花10g，薤白20g，丝瓜络10g，姜厚朴10g。嘱患者自加三节葱白，5剂。水煎，1日1剂，分三次服。

患者于6月11日复诊。二诊察看患者，精神、面色较前改善，咳嗽、咯少量白黏痰，感气紧、心累，胸闷、左胸疼痛有所好转，纳可，眠可，二便如常，舌黯、苔薄黄，脉滑数。辨病与辨证与一诊相同，沿用一诊方药，略做加减。

处方：炒紫苏子10g，桑白皮10g，酒黄芩10g，白果10g，蜜款冬花10g，苦杏仁10g，甘草6g，蜜麻黄绒10g，京半夏10g，桔梗10g，炒枳壳10g，郁金10g，降香10g，蝉蜕10g，僵蚕10g，地龙10g，全蝎6g，青黛10g（包煎），浙贝母30g，瓜蒌皮10g，蛤壳20g（先煎），红花10g，大叶茜草10g，蜜旋覆花10g，白花蛇舌草10g，薤白20g，檀香10g，丝瓜络10g。嘱患者自加三节葱白，5剂。水煎，1日1剂，分三次服。

按：旋覆花汤出自《金匮要略·五脏风寒积聚病脉证》，原方由旋覆花3两、葱14茎、新绛少许组成。主治"肝着，其人常欲蹈其胸上，先未苦时，但欲饮热"。旋覆花汤中旋覆花味苦、性微温，具消痰下气散结之功。历代医家对新绛众说纷纭，有的说是以茜草汁染成的绯帛，或以苏木、红花之汁染成者。据有关文献记载，周代开始用茜草作染料，至汉代开始大叶茜草，用茜草所染成的红色叫绛。晋代医家陶弘景称绛为茜草，新绛为新刈之茜草，此物能凉血行血、疏肝通络，经临床验证，确有殊效。葱茎辛甘微温，有通阳宣散的作用。张勇老师在此文献研究的基础上，用旋覆花、红花、大叶茜草、葱白组成的治疗"其人欲蹈其胸上"的旋覆花汤，临床用在辨证属营气闭塞，经脉瘀阻的胸痛患者身上，每每收到奇效。一诊在定喘汤合旋覆花汤基础上，加用桔梗、枳壳、郁金、降香、蝉蜕、僵蚕调理肺脏气机，患者久病，加全蝎、地龙搜风通络，青黛、浙贝母、瓜蒌皮、蛤壳清热化痰，薤白宽胸行气，丝瓜络通肺络，姜厚朴行气平喘燥湿。效不更方，二诊在一诊基础上加入白花蛇舌草消肿散结，檀香行气止痛。如此则气畅痰消瘀祛，气紧、胸痛大减。患者服用上方十剂，上述诸症明显改善。

病案三十五

曾某某，女，73岁，6月4日来诊。患者近1个月来口苦咽干，胸胁满痛，腹部胀满，午后潮热，便秘，渴喜冷饮，食欲不振，小便黄赤。精神尚可，面色红润，大便2～3日解一次，干结难解，舌红，苔黄，脉弦数。

诊疗思路：中医辨病为便秘，辨证为少阳阳明合病，治以大柴胡汤加减。

处方：柴胡10g，酒黄芩10g，京半夏10g，大枣10g，炒枳实10g，熟大黄10g，白芍20g，川楝子10g，醋延胡索20g，炒吴茱萸6g，酒黄连5g，桃仁10g，炒鸡内金30g，生麦芽20g，建曲20g，槟榔10g，姜厚朴10g。嘱患者自加三片生姜。5剂。水煎，1日1剂，分三次服。

患者于6月11日复诊。二诊察看患者，精神可，面色红润，口苦咽干、腹部胀满明显改善，无胸胁满痛、午后潮热，食欲较前增加，小便如常，大便每1～2日解一次，舌红，苔薄黄，脉弦数。辨病与辨证与一诊相同，沿用一诊方药，略做加减。

处方：柴胡10g，酒黄芩10g，京半夏10g，大枣10g，炒枳实10g，熟大黄 10g，白芍 20g，川楝子 10g，醋延胡索 20g，炒吴茱萸 6g，酒黄连 5g，桃仁 10g，炒鸡内金 30g，生麦芽 20g，建曲 20g，槟榔 10g，姜厚朴 10g，佛手 10g，香橼 10g，黄荆子 10g。嘱患者自加三片生姜。5剂。水煎，1 日 1 剂，分三次服。

按：根据《黄帝内经》记载，便秘的发生与五脏六腑都有直接或间接的联系，尤其与脾胃的升清降浊、大肠的通降、肝的疏泄、肺的宣发肃降、肾的温煦、小肠的泌别清浊等关系密切，但便秘的病机变化总是离不开大肠的腑气不降。肺与大肠相表里，肝与肺在经络循环、气机升降、营卫运行及五行方面都有密切联系，两者在生理功能上相互协调，在病理上也相互影响。根据脏腑别通理论，大肠与肝有别通关系，肝又主疏泄，凡是气机疏泄失常引起的病证都与肝有关。《素问·六微旨大论》讲"是以升降出入，无器不有"，又讲"出入废则神机化灭，升降息则气立孤危"，既说明了气机升降对人体的重要作用，也从侧面说明了肝的疏泄功能的重要性。大柴胡汤是小柴胡汤去人参、炙甘草，加枳实、芍药、大黄，倍生姜而成。一诊在原方基础上，加用金铃子散以疏肝泄热止痛，加用左金丸泄肝降逆和胃，另加入桃仁通便，炒鸡内金、生麦芽、建曲疏肝健脾开胃，槟榔、姜厚朴行气通腑。效不更方，二诊在一诊基础上加入佛手、香橼疏肝理气，黄荆子清热和胃，行气止痛。患者服用上方十剂后，便秘症状明显改善，基本日行一次黄色软便，其余诸症也基本消失，治疗效果显著。

病案三十六

方某某，男，77 岁，6 月 4 日来诊。患者患慢性阻塞性肺疾病 20余年，慢性肺源性心脏病 5$^+$ 年，近 1 周以来咳嗽，咯黄白黏痰，气紧、心累，活动后尤甚，双下肢轻度水肿。精神萎靡，面色晦暗，食欲尚可，睡眠欠佳，二便如常，舌黯，苔薄黄，脉滑数。

诊疗思路：中医辨病为肺胀、水肿，辨证为痰热郁肺、脾虚湿盛，治以定喘汤合五皮饮加减。

处方：炒紫苏子 10g，桑白皮 10g，酒黄芩 10g，白果 10g，蜜款冬花10g，苦杏仁10g，甘草6g，蜜麻黄绒10g，京半夏10g，桔梗10g，炒枳壳10g，郁金10g，降香10g，蝉蜕10g，僵蚕10g，青黛10g（包煎），浙贝母30g，瓜蒌皮10g，蛤壳20g（先煎），蜜枇杷叶10g，盐补骨脂20g，盐巴戟天20g，姜厚朴10g，大腹皮10g，防己10g，陈皮10g，茯苓10g。嘱患者自加少许生姜皮。3剂。水煎，1日1剂，分三次服。

患者于6月11日复诊。患者精神、面色较前改善，咳嗽，略白黏痰，气紧、心累有所好转，双下肢水肿明显减轻，食欲、睡眠可，二便如常，舌黯，苔薄白，脉滑数。辨病与辨证与一诊相同，沿用一诊方药，略做加减。

处方：炒紫苏子10g，桑白皮10g，酒黄芩10g，白果10g，蜜款冬花10g，苦杏仁10g，甘草6g，蜜麻黄绒10g，京半夏10g，桔梗10g，炒枳壳10g，郁金10g，降香10g，蝉蜕10g，僵蚕10g，青黛10g（包煎），浙贝母30g，瓜蒌皮10g，蛤壳20g（先煎），蜜枇杷叶10g，盐补骨脂20g，盐巴戟天20g，大腹皮10g，防己10g，陈皮10g，茯苓10g，肉桂10g，泽兰10g。嘱患者自加少许生姜皮。3剂。水煎，1日1剂，分三次服。

按：《中藏经》之五皮散，药用桑白皮、大腹皮、生姜皮、陈皮、茯苓皮各等分，为粗末，每服三钱，水一盏半，煎至八分，去滓，不计时候温服，忌生冷油腻硬物。"治男子妇人脾胃停滞，头面四肢悉肿，心腹胀满，上气促急，胸膈烦闷，痰涎上壅，饮食不下，行步气奔，状如水病，先服此药，能梳理脾气，消退虚肿。切不可乱服泻水等药，以致脾元虚损，所患愈甚。此药平良无毒，多服无妨"。《三因极一病证方论》卷十四又称本方为五皮饮。方中皆用皮者，以皮能入皮，并能利水也。由于本方善行皮间之水，且药性平和，故为治疗皮水的主方，任应秋在《病机临证分析》中更称本方为"消水肿之通剂"，书中指出"水肿之来，肺脾肾也，桑白、大腹消肺水，陈皮、生姜消脾水，茯苓消肾水，而五药皆以气胜，气行则水行也"。一诊在原方基础上加入桔梗、炒枳壳、郁金、降香、蝉蜕、僵蚕促进肺脏气机恢复，青黛、浙贝母、瓜蒌皮、蛤壳、蜜枇杷叶清肺止咳化痰，盐补骨脂、盐巴戟天温肾助阳，防己利水消肿。二诊效不更方，在一诊基础上加入肉桂温阳化气利水，泽兰活血利水。如此则脾肾同补，水湿自去，气畅痰消，清肃自复。患者服用六剂后，症状已基本消失。

病案三十七

鄢某某，男，45岁，10月15日来诊。患者有痛风性关节炎病史5年，近日饮酒后出现右踝关节及右跖趾关节红肿疼痛，伴局部皮温升高。精神尚可，面色红润，无发热，无活动受限，舌红，苔薄黄，脉滑数。

诊疗思路：中医辨病为痛风，辨证为湿热阻滞经络，治以中焦宣痹汤合四妙散加减。

处方：连翘10g，焦栀子10g，赤小豆30g，薏苡仁30g，防己10g，法半夏10g，蚕沙10g（包煎），滑石10g（包煎），苦杏仁10g，地龙10g，全蝎6g，黄柏10g，苍术10g，川牛膝10g，丹参20g，乳香10g，萆薢20g，忍冬藤15g，秦艽20g，木香10g。3剂。水煎，1日1剂，分三次服。

患者于10月22日复诊。二诊察看患者，精神尚可，面色红润，诉右踝关节及右跖趾关节红肿疼痛明显改善，局部皮温恢复正常，无发热，无活动受限，舌红，苔薄黄，脉滑数。辨病与辨证与一诊时相同，在一诊用方基础上加减。

处方：连翘10g，焦栀子10g，赤小豆30g，薏苡仁30g，防己10g，法半夏10g，蚕沙10g（包煎），滑石10g（包煎），苦杏仁10g，地龙10g，全蝎6g，黄柏10g，苍术10g，川牛膝10g，丹参20g，乳香10g，萆薢20g，忍冬藤15g，秦艽20g，木香10g，大腹皮10g，土茯苓30g。3剂。水煎，1日1剂，分三次服。

按：痛风性关节炎属于中医学"热痹"范畴，病机为热、湿、瘀痹阻关节，且以湿热证多见，以关节疼痛、肿胀、发热、活动受限为主症，口渴喜饮、心烦不安、小便黄为次症。治疗以清热利湿、宣痹通络为主。中焦宣痹汤出自吴鞠通《温病条辨》，该患者用中焦宣痹汤加味治之。方中苦杏仁宣降肺气，连翘辛凉宣散，山栀清热，赤小豆皮、滑石、薏苡仁、晚蚕沙、半夏除湿，防己、海桐皮清热、除湿、止痛。全方共奏清热利湿、宣痹通络之功。一诊在原方基础上加入地龙、全蝎、丹参活血通络，乳香行气止痛消肿，萆薢利湿祛浊，忍冬藤、秦艽清湿热止痹痛，木香行气止痛。二诊效不更方，在一诊基础上加用土茯苓、大腹皮除湿消肿。在药物治疗的同时，饮食调理尤为重要。湿热证的饮食宜清淡，忌辛辣、滋腻、饮酒等。辛辣助热，滋腻生湿留邪，易致病情反复。酒乃湿热之物，先贤叶天士有言："酒客，里湿素盛。"故患者应保持低嘌呤饮食，尽量避免进食豆制品、海鲜类食物。注重饮食调理是提高疗效、减少复发的重要环节。患者服用上方六剂后，基本痊愈。

病案三十八

白某某，男，53岁。4月9日来诊。诉"反复心累、气紧8年，加重伴随咳嗽、咯痰2个月余"。患者8年前出现胸闷气紧，活动后加重，无双下肢水肿，就诊2月余前在心累、气紧基础上出现咳嗽，咯黄色黏痰，无发热，无潮热盗汗，无胸痛，无双下肢水肿，纳眠可，大小便正常，舌黯，有瘀点，苔黄，脉滑。既往有腔隙性脑梗死、颈动脉硬化、慢性咽炎病史。否认过敏史。体格检查：桶状胸，双肺叩诊呈过清音，双下肺可闻及少许湿啰音。胸部CT提示：双肺气肿，轻度间质性改变；右肺中叶内侧段、左肺上叶舌段及下叶后基底段见少许条索影，多系纤维化灶。西医诊断为肺间质纤维化、慢性阻塞性肺疾病、腔隙性脑梗死、颈动脉硬化、慢性咽炎。

诊疗思路：中医辨病为肺胀，辨证为痰热郁肺证，治以宣肺化痰，降逆平喘，予定喘汤加减。

处方：苏子10g，京半夏10g，桑白皮10g，黄芩10g，白果10g，款冬花10g，麻黄10g，杏仁10g，枳壳10g，桔梗10g，蝉蜕10g，郁金10g，降香10g，僵蚕10g，葱白三节，旋覆花10g，红花10g，茜草10g，补骨脂20g，巴戟天20g，淫羊藿20g，胡芦巴20g，地龙10g，全蝎6g。

复诊：患者述服药 1 周后气紧等症状明显缓解，仍咯黄黏痰，不易咯出，改红花、茜草、地龙、全蝎为青黛、浙贝母、瓜蒌、蛤粉清热化痰，加白前下气祛痰，紫菀润肺化痰。

按：处方中麻黄宣肺散邪以平喘，白果敛肺定喘而祛痰，一散一收，既可加强平喘之功，又可防麻黄耗散肺气。麻黄辛温，黄芩、桑白皮寒凉，一温一凉则宣肺而不燥；瓜蒌壳清肺止咳；法半夏、杏仁、紫菀、款冬花、苏子、白前止咳化痰；配合蝉蜕、僵蚕、地龙、全蝎祛风豁痰、活血通络；枳壳、桔梗、郁金、降香调节气机；白果、补骨脂补肾纳气。用补骨脂、巴戟天、胡芦巴、淫羊藿补肾助阳，是以真火生脾土，土生金，则肺金得以恢复。

从该病案中，可总结张勇老师对肺胀的治疗心得有以下三点。

其一：肺胀的治疗重视补肾纳气，《类证治裁·喘证》中有"肺为气之主，肾为气之根，肺主出气，肾主纳气，阴阳相交，呼吸乃和"，若肾气衰弱，摄纳无力，则肺失宣发，吸入之清气不能下纳于肾，出现动辄气喘、呼多吸少等症状。故临床上若患者喘息时间久、病史长，张勇老师往往会选用淫羊藿、巴戟天、补骨脂、胡芦巴等温补肾阳之品，常用剂量为 20g。

其二：用药注重驱邪通络。张老师认为久病入络，邪气易入难出，盘踞脏腑；络气郁滞，气化失常；肺脏之阴络阻滞，气血津液敷布失常，则停聚为痰，气滞血瘀。该病案中患者病史长，舌黯、有瘀点提示久病气滞血瘀，故治疗上张勇老师加用地龙、全蝎、红花、茜草搜风通络，活血化瘀。

其三：重视气机调理。肺主气，其正常宣发肃降功能，有赖于脾胃健运不息、升降适度，肝木疏泄通畅。《黄帝内经·六微旨大论》指出，"出入废则神机化灭，升降息则气立孤危。故非出入，则无以生长壮老已；非升降则无以生长化收藏。是以升降出入，无器不有。故器者生化之宇，器散则分之，生化息矣。故无不出入，无不升降。化有大小，期有远近，四者之有，而贵常守，反常则灾害至矣"。气机调畅、气的升降出入运动正常才是人体生命活动的根本。该病案中张勇老师妙用僵蚕和蝉蜕、桔梗和枳壳、郁金和降香这几组药对，达到调畅气机的目的。

病案三十九

严某某，男，33岁，4月30日来诊，诉"剑突下疼痛1个月余"。1个月余前患者剑突下疼痛，食管有灼热感，口苦，伴腹胀、呃逆，无反酸，无腹泻，无胸闷胸痛，自服抑酸药物症状无明显改善，舌质红，舌边可见齿痕，脉弦。否认既往高血压、糖尿病病史。否认过敏史。体格检查：中上腹压痛（＋），无反跳痛。中国人民解放军第九五八医院电子胃镜检查（2019－3－19）：反流性食管炎（A级），浅表性胃炎（Ⅱ级）。西医诊断为反流性食管炎，浅表性胃炎。

诊疗思路：中医辨病为胃脘痛，辨证为肝胃郁热证，治以清肝利胆，和胃降逆，行气止痛。予小柴胡汤合左金丸、金铃子散加减。

处方：北柴胡15g，酒黄芩10g，法半夏10g，党参10g，大枣10g，甘草3g，生姜10g，炒九香虫10g，荜澄茄10g，酒羌活鱼10g，炒川楝子10g，醋延胡索20g，炒吴茱萸6g，酒黄连5g，姜厚朴10g，郁金10g，降香10g，枳壳10g，炒鸡内金30g，生麦芽20g。

按：该病案以小柴胡汤合左金丸、金铃子散加减。柴胡疏肝解郁，黄芩清泄胆热，半夏、生姜降逆止呕和胃，大枣、甘草、党参补益脾气，黄连本能苦降和胃，吴茱萸亦散胃气郁结；川楝子非但疏肝，功专去小肠、膀胱之热，引心包相火下行，延胡索和一身上下诸痛；酒羌活鱼，辛，咸，入肝、胃二经，行气止痛，九香虫，性温，味辛、咸，归肝经、脾经、肾经，温胃止痛；荜澄茄，性温，味辛，温中散寒，行气止痛。

通过该病案总结张勇老师治疗胃脘痛的经验如下。

张勇老师认为脾、胃、肝胆与消化、情志关系密切，肝胆脾胃疾病从病机看多为肝失疏泄、胆不藏精、胃失和降、脾失健运。该患者口苦、脉弦为肝失疏泄，肝胆郁热的表现，中焦气机不畅，胃气不降，脾气不升，不通则痛，患者表现为胃脘部疼痛、腹胀，气郁化火，故食管有灼热感。

《黄帝内经·六微旨大论》指出："出入废则神机化灭，升降息则气立孤危。故非出入，则无以生长壮老已；非升降则无以生长化收藏。是以升降出入，无器不有。故器者生化之宇，器散则分之，生化息矣。故无不出入，无不升降。化有大小，期有远近，四者之有，而贵常守，反常则灾害至矣。"张勇老师强调，气机调畅、气的升降出入运动正常才是人体生命活动的根本。从厚朴、郁金、降香、枳壳等药物的选择上可体现出该治疗原则。

病案四十

沈某某，男，64岁，4月30日来诊。诉"头晕3个月余"。患者3月余前出现头晕，时头晕加重，睡眠差，无双上肢麻木疼痛，无颈项僵痛，无头痛、意识障碍，院外测血压偏高，未处理，纳可，眠差，口苦，大小便正常，舌红苔黄，脉弦。否认过敏史。既往有高血压病史，最高血压95/160mmHg，未治疗。体格检查：神志清楚，双肺呼吸音清，心率91次/分，心律齐，四肢肌力、肌张力正常，病理征阴性。西医诊断为原发性高血压病2级，中危。

诊疗思路：中医辨病为眩晕，辨证为肝阳上亢，治以镇肝熄风，补益肝肾。予天麻钩藤饮加减。

处方：天麻10g，钩藤20g，石决明20g，桑寄生30g，益母草15g，盐杜仲30g，茯苓15g，炒栀子10g，黄芩10g，代赭石10g，旋覆花10g，郁金10g，木香10g，大腹皮10g，白芍10g，炙甘草6g，砂仁10g。

复诊：患者服药1周后头晕无明显改善，根据患者舌脉（脉弦，舌红苔黄），改用镇肝熄风汤，以镇肝潜阳，补益肝肾。

处方：牛膝10g，煅赭石30g，龙骨30g，牡蛎30g，醋鳖甲20g，白芍20g，玄参10g，天冬10g，炒川楝子10g，生麦芽20g，茵陈20g，甘草6g，炒蒺藜10g，沙苑子10g，酒女贞子10g，墨旱莲10g，木香10g，蜜旋覆花10g。

服用上方1周后患者头晕症状明显缓解。

按：从该病案总结张勇老师对眩晕的治疗心得如下。

其一：眩晕（原发性高血压病）是由于机体阴阳失调引起的病理表现。阴虚为本，阳亢为标，病变与五脏有关，最主要涉及心、肝、肾，在标为肝，在本为肾，临床以肝肾阴虚、肝阳上亢为主要症状。

其二，治疗虚实兼顾，镇肝熄风汤以龙骨、牡蛎、龟甲、芍药镇肝熄风，赭石以降胃降冲，玄参、天冬清肺气，生麦芽、茵陈、川楝子泄肝热，辅以女贞子、墨旱莲补益肝肾。张勇老师指出，如果患者有心烦易怒、咽干、口苦等肝火亢盛的表现，可予龙胆泻肝汤加减。

其三，张勇老师指出，患者头晕、脉弦，是肝气上逆的表现，肝气易横逆犯胃，胃失和降，故治疗需要"防患于未然"，以木香、旋覆花降胃气，体现了治未病的原则。

病案四十一

周某某，男，18岁，4月30日来诊。诉"鼻塞、流涕2年余"。刻诊：患者鼻塞、流黄浊涕，无咳嗽，口周可见散在红色丘疹，部分疼痛，曾多次服用中药，效果欠佳。患者述平素喜食辛辣、肥甘之品，小便黄，舌红苔黄腻，脉滑数。有鼻窦炎病史。否认过敏史。体格检查：鼻黏膜红肿。

诊疗思路：中医辨病为鼻渊，辨证为湿热内蕴，治以清热利湿，化浊通窍。予甘露消毒丹加减。

处方：白豆蔻10g，藿香10g，茵陈10g，滑石20g，川木通10g，石菖蒲10g，酒黄芩10g，连翘10g，射干10g，薄荷10g，浙贝母30g，桔梗10g，枳壳10g，郁金10g，降香10g，蝉蜕10g，僵蚕10g，地龙10g，全蝎6g，辛夷10g，苍耳子10g，白芷10g，乌梅20g，姜厚朴10g。

按：张勇老师指出，患者平素喜进食辛辣、肥甘之品，脾胃蕴热，热毒夹湿上攻鼻窍，故鼻塞、流黄浊涕；湿热内生，熏蒸于面而成红色丘疹。甘露消毒丹是临床治疗湿温病的主要方剂之一，方由滑石、茵陈、黄芩、石菖蒲、川贝母、木通、藿香、射干、连翘、薄荷、白豆蔻组成。全方从上、中、下三焦分利湿热，既有清上焦湿热的黄芩、薄荷，又有化中焦之湿的藿香、白豆蔻、石菖蒲，更有利下焦湿热的木通、茵陈、滑石，配合苍耳子、辛夷、白芷祛风通窍。

张勇老师强调，气机调畅、气的升降出入运动正常才是人体生命活动的根本，因此加入桔梗和枳壳、郁金和降香、僵蚕和蝉蜕这几组药对，一升一降，起到调畅气机的作用。

患者病史长，有 2 年余鼻窦炎病史。张勇老师指出，久病入络，邪气易入难出，盘踞脏腑经络，故加地龙及全蝎搜风通络、活血化瘀。

病案四十二

魏某某，男，60 岁，3 月 26 日来诊。患者咳嗽、咯少量白黏痰 4 个月，无发热，无潮热盗汗，无咯血、胸痛，口干，咽干，舌红，苔薄白，脉浮数。间断进行抗生素治疗，效果欠佳。既往有强直性脊柱炎、脑供血不足、高胆固醇血症、肝囊肿病史。否认过敏史。体格检查：双肺呼吸音粗，双上肺可闻及湿啰音。辅助检查：2019 年 3 月 4 日四川省人民医院胸部 CT 提示右肺上叶后段、左肺上叶舌段见片状模玻璃影，考虑炎症可能。西医诊断为肺炎，强直性脊柱炎，脑供血不足，高胆固醇血症。

诊疗思路：中医辨病为肺热病，辨证为燥邪犯肺证，治以清宣凉润透肺。予桑杏汤加减。

处方：桑叶 10g，杏仁 10g，焦栀子 10g，淡豆豉 10g，浙贝母 30g，射干 10g，川明参 15g，蝉蜕 10g，僵蚕 10g，郁金 10g，降香 10g，枳壳 10g，桔梗 10g，地龙 10g，全蝎 6g，山慈菇 10g，厚朴 10g，甘草 3g。

按：张勇老师指出，六淫之邪中，燥邪犯肺常见，肺气一旦被燥邪所伤，则治节失度，肺的宣发肃降功能则失调。肺为华盖，受脏腑之清气，禀清肃之体，掌宣发肃降之职，故用药遣方须遵照肺的特性，清宣凉润透肺是治疗燥邪犯肺的主要方法。

肺主气，其正常宣发肃降功能，有赖于脾胃健运不息、升降适度，肝木疏泄通畅。《黄帝内经·六微旨大论》指出，"出入废则神机化灭，升降息则气立孤危。故非出入，则无以生长壮老已；非升降则无以生长化收藏。是以升降出入，无器不有。故器者生化之宇，器散则分之，生化息矣。故无不出入，无不升降。化有大小，期有远近，四者之有，而贵常守，反常则灾害至矣"。且气机调畅、气的升降出入正常是人体生命活动的根本。该病案中张勇老师妙用僵蚕和蝉蜕、桔梗和枳壳、郁金和降香这几组药对，达到调畅全身气机的目的。

因患者咳嗽时间久，有 4 个月，故加全蝎、地龙搜风通络、活血化瘀。

病案四十三

邓某某，男，85 岁，5 月 7 日就诊，诉纳差、恶心欲吐 2 个月余。患者近两月因慢性阻塞性肺疾病急性加重反复住院治疗，住院治疗过程中多次使用激素及抗生素。患者纳差，进食少，进食西药时恶心欲吐，面色萎黄，形体消瘦，大便不成形，舌红干，苔黄腻，脉细弦。既往有肺间质纤维化、慢性阻塞性肺病、慢性肺源性心脏病、心律失常、房性早搏等基础疾病。否认过敏史。西医诊断：功能性消化不良，慢性阻塞性肺疾病。

诊疗思路：中医辨病为胃痞，辨证为肝郁脾虚，治以疏肝健脾和胃，予小柴胡汤加减。

处方：柴胡 10g，半夏 10g，黄芩 10g，党参 15g，大枣 10g，生姜 3 片，甘草 6g，砂仁 10g，白豆蔻 10g，鸡内金 30g，生麦芽 20g，炒苍术 10g，补骨脂 20g，肉豆蔻 10g，建曲 20g，广藿香 10g，木香 10g。

复诊：患者服上方 4 天后，食欲明显改善，舌苔黄腻好转，稍咳嗽，咯白痰，在一诊处方基础上加枇杷叶、白前下气化痰止咳。

处方：柴胡 10g，半夏 10g，黄芩 10g，党参 15g，大枣 10g，生姜 3 片，甘草 6g，砂仁 10g，白豆蔻 10g，鸡内金 30g，生麦芽 20g，炒苍术 10g，补骨脂 20g，肉豆蔻 10g，建曲 20g，广藿香 10g，木香 10g，枇杷叶 10g，白前 10g。

按：张勇老师指出，功能性消化不良是常见的消化系统疾病，多属胃肠动力障碍，属于中医"胃痞"范畴，肝旺脾虚，横逆犯胃，则脾无力运化，故不思饮食，脾虚湿滞，苔黄腻，中医治疗重在疏肝、健脾、和胃。小柴胡汤以柴胡为君，调达肝气，以黄芩、半夏、生姜辛开苦降调脾胃之气机，大枣、甘草甘补脾胃，脾虚湿滞，加砂仁、白豆蔻、藿香醒脾化湿，患者纳差，加鸡内金、建曲、生麦芽助脾胃运化，患者有慢阻肺病史，喘息明显，考虑肾不纳气，故加补骨脂、肉豆蔻温肾助阳纳气。

"伤寒五六日，中风，往来寒热，胸胁苦满，默默不欲饮食，心烦喜呕，或胸中烦而不呕，或渴，或腹中痛，或胁下痞硬，或心下悸，小便不利，或不渴，身有微热，或咳者，与小柴胡汤主之。""伤寒中风，有柴胡证，但见一证便是，不必悉具。"不可单纯以一证就认定为柴胡证，仍需要结合舌脉辨证施治。该病例中患者有"默默不欲饮食、心烦喜呕"等小柴胡汤证，苔黄腻、脉细弦，辨证为肝郁脾虚，故予小柴胡汤。

病案四十四

王某某，男，69岁，5月10日就诊。患者诉"反复咳嗽，咯痰伴喘息、气急2年"，曾住院治疗，胸部CT提示肺间质纤维化，1周前出现胸痛，咳嗽加重，咯黄痰，喘息气急，稍等加重，舌红苔黄，脉滑。既往有肺间质纤维化、右肺占位、慢性肺源性心脏病病史。否认过敏史。体格检查：听诊双肺呼吸音低，双下肺可闻及Velcro啰音。西医诊断：肺间质纤维化。

辅助检查：成都市中西医结合医院5月胸部CT示，右肺上叶前段软组织占位，考虑肿瘤性病变可能，右侧第5、6肋骨前局部破坏伴第5肋骨前支病理性骨折；双肺呈"慢性支气管炎、肺气肿"样改变，多发肺大泡形成，双肺间质纤维化改变，双肺多个小结节。

诊疗思路：中医辨病为肺痹，辨证为痰热郁肺，治以清热化痰，宣肺下气。予定喘汤加减。

处方：苏子10g，款冬花10g，杏仁10g，甘草3g，黄芩10g，桑白皮 10g，麻黄 10g，白果 10g，半夏 10g，桔梗 10g，枳壳 10g，地龙 10g，全蝎 6g，薤白 20g，檀香 10g，丝瓜络 10g，橘络 10g，补骨脂 20g，厚朴 10g。

按：痰热内蕴，故患者咯黄痰，脉滑，苔黄；肺气失宣，故咳嗽；肺痹日久，气滞血瘀，故胸痛。治以定喘汤加减。麻黄宣肺平喘，白果敛肺定喘，苏子、杏仁、半夏、款冬花降气平喘，桑白皮、黄芩清泄肺热，止咳平喘。患者胸痛明显，加檀香、薤白温阳行气，橘络、丝瓜络活血、通络、行气。

张勇老师指出，慢性肺系疾病如肺间质纤维化，病性属本虚标实，标在肺，属上焦，本在肾，属下焦。治疗上要标本同治，在治疗标证的同时，也要加用补骨脂等补肾之品治本。

患者病史长，久病入络，易入难出；络气郁滞，气化失常；肺脏之阴络阻滞，气血津液敷布失常，停聚为痰，气滞血瘀。故加全蝎、地龙祛风通络、活血化瘀。

张勇老师重视气机调理。该病案中张勇老师同样妙用僵蚕和蝉蜕、桔梗和枳壳、郁金和降香这几组药对，达到调畅气机的目的。

病案四十五

文某，女，54 岁，5 月 14 日就诊。诉"体检发现肺结节 1 个月余"。患者稍咳嗽，咯少许白黏痰，无发热，无潮热盗汗，无胸闷气急，精神、食欲、睡眠正常，大小便正常，舌体胖大，苔白腻，脉细弦。既往有脂肪肝、子宫肌瘤病史。否认过敏史。体格检查：双肺呼吸音粗，未闻及干湿啰音。西医诊断为肺结节，脂肪肝。

辅助检查：成都宝石花医院（2019 年 4 月 3 日），双肺散在多个小结节影，较大者长径约 0.6cm。肝实质密度不均匀减低。

诊疗思路：中医辨病为肺积，辨证为气滞痰阻，治以祛痰通络，行气散结。予止嗽散合消瘰丸加减。

处方：桔梗 10g，蜜紫菀 10g，荆芥 10g，百部 10g，白前 10g，陈皮 10g，甘草 6g，枳壳 10g，郁金 10g，降香 10g，蝉蜕 10g，僵蚕 10g，

地龙 10g，全蝎 6g，玄参 10g，浙贝母 30g，牡蛎 20g，煅瓦楞子 10g，厚朴 10g，丝瓜络 10g。

按：张勇老师指出，肺积多与气滞、痰瘀有关，气滞则津停，易凝结成痰，气滞血阻，痰瘀互结，常合并其他部位结节，比如该患者合并子宫肌瘤，故治疗时应重视调理气机，"气滞则痰凝，气行则痰消"，止嗽散中紫菀、百部理肺止咳，桔梗能宣达肺气而利膈，白前能下气开壅而止嗽，四味药为本方主药，因其有升有降，有出有入，可调整气之升降失常，玄参滋阴降火，苦咸消瘰，浙贝母化痰消肿，解郁散结，牡蛎咸寒，育阴潜阳，软坚消瘰。

张勇老师指出，肺结节患者同时应注意饮食起居，保持心情舒畅，若情志失调，易加重气滞血瘀，气不行则易生痰，痰瘀互结。故保持乐观的情绪对肺结节的治疗有重要作用。适量运动，改善气血循行，可起到活血行气的作用；同时患者应注意适当休息，让气血充沛；尽量减少辛辣肥甘厚腻食物的摄入，因进食肥甘厚腻易生痰湿。

病案四十六

赵某，女，32 岁，5 月 14 日就诊。诉"月经推迟 5 个月"。患者近半年工作压力大，劳累，双侧乳房胀痛，食欲差，白带量少，舌质黯，脉弦细。既往有卵巢囊肿病史。否认过敏史。体格检查：腹软，无压痛及反跳痛。西医诊断：月经失调。

诊疗思路：中医辨病为月经后期，辨证为肝郁脾虚血弱，治以疏肝解郁，养血健脾。予逍遥散加减。

处方：北柴胡 10g，当归 10g，白芍 10g，白术 10g，茯苓 15g，甘草 5g，薄荷 10g，酒川芎 10g，醋香附 10g，川牛膝 10g，三棱 10g，莪术 10g，土鳖虫 10g，佛手 10g，香橼 10g，青皮 10g，丹参 10g。5 剂。水煎，1 日 1 剂，日服三次。

患者服药 2 周后复诊，仍未行经，诉小腹疼痛、乳房胀痛。

处方：熟地黄 10g，山药 30g，山茱萸 20g，茯苓 10g，盐泽泻 10g，牡丹皮 10g，北柴胡 10g，当归 10g，白芍 10g，白术 10g，甘草 5g，薄荷 10g，三棱 10g，莪术 10g，土鳖虫 10g，酒川芎 10g，醋香附 10g，青皮 10g，川牛膝 10g，红花 10g。

按：患者工作压力大，有乳房胀痛、食欲差等肝郁脾虚的表现，脉细提示血弱，予逍遥散加减。方中柴胡疏肝解郁，使肝气得以调达，为君药；当归甘辛苦温，养血和血；白芍酸苦微寒，养血敛阴，柔肝缓急，为臣药。白术、茯苓健脾去湿，使运化有权，气血有源，炙甘草益气补中，缓肝之急，为佐药。用法中加入薄荷少许，疏散郁遏之气，透达肝经郁热；同时加佛手、香橼、青皮、醋香附行气活血，土鳖虫、三棱、莪术、丹参活血化瘀，川牛膝引血下行。

张勇老师指出，肾精化生的肾气能主宰天癸的至竭和月经的来潮，肾气充盛则使先天之精化生的天癸充足，此时若后天之精生化有源，便可充养先天之精促其成熟，进而通过冲任二脉顺利下达于胞宫，肝藏血生血，主疏泄，司冲任胞脉。可见，肾、脾、肝功能正常，月经方能按时来潮。故在方药选择上，选逍遥散合六味地黄丸加减，兼顾肾、脾、肝，同时活血行气通络。

病案四十七

曾某，女，55岁，3月26日就诊。诉"反复失眠1个月余"。患者失眠，入睡困难，睡眠质量差，多梦，每晚睡眠时间3～4小时，口中黏腻，纳差，口干口苦，舌红苔黄。否认高血压、糖尿病等内科疾病。无药物过敏史。体格检查：心律齐，未闻及病理性杂音。西医诊断：失眠。

诊疗思路：中医辨病为不寐，辨证为痰热内蕴，治以清热化痰，宁心安神。予黄连温胆汤加减。

处方：黄连 10g，枳壳 10g，竹茹 10g，陈皮 10g，半夏 10g，茯苓 10g，甘草 3g，苍术 10g，吴茱萸 6g，莲米 30g，远志 10g，菖蒲 10g，肉桂 6g，木香 10g。5剂。水煎，1日1剂，日服三次。

按：张勇老师指出，不寐多因情志因素、饮食内伤、外邪所伤及体虚久病等引起机体脏腑阴阳失调，阳不入阴而发病。临床上以痰热扰心证多见。故多用黄连温胆汤加减以清热燥湿，理气化痰，和胃利胆。方中黄连苦寒，入心经，清热燥湿除烦；半夏辛温，燥湿化痰，和胃止呕；竹茹清热化痰，除烦止呕；半夏与竹茹相配，化痰和胃除烦安神之功倍增；茯苓甘淡，健脾安神；陈皮辛温，理气化痰；枳实辛苦微寒，降气消痰除痞，陈皮、枳实相伍化痰之力增。

张勇老师指出，心火亢盛，肾阳不足可导致心肾不交，致心悸失眠，欲使心肾相交，就必须以黄连清心泻火，使心火下降，肉桂扶助肾阳以鼓舞肾水上承。只有水火相济，才能心肾相交，改善睡眠。

病案四十八

孙某某，女，29 岁，患者长期居住于西藏拉萨市，2019 年 5 月 21 日初诊。诉"全身发作皮疹 1 个月余"。患者于 1 个月余前无明显诱因出现全身性皮疹，主要以上身为主，伴有瘙痒，病变部位多行移不定，皮色红，遇风时上述症状可加重。患病以来，患者精神可，夜间因皮肤瘙痒睡眠较差，食欲可，大小便正常，近期体重无明显变化。患者经期规律，近来量稍增多，无痛经。西医诊断为急性荨麻疹。患者未经正规西医诊治。刻诊：患者精神可，面色红润，声音平和，舌红苔薄白，脉数。

诊疗思路：中医辨病为风团疹，辨证为血分风热证，治以疏风清热、凉血消疹。予消风散加减。

处方：丹参 20g，防风 10g，荆芥 10g，薄荷 10g，炒僵蚕 10g，蝉蜕 10g，酒川芎 10g，茯苓 10g，当归 10g，白鲜皮 15g，地肤子 15g，白芍 10g，赤芍 10g，生地黄 10g，苦参 20g，制何首乌 10g，土茯苓 10g，千里光 10g，木香 10g。5 剂，水煎，1 日 1 剂，日服三次。

二诊患者全身皮疹明显减少，瘙痒感明显缓解，舌质淡红，苔薄白，脉象缓和。予前方去木香，加用槟榔 10g、麸炒枳壳 10g 以加强行气之效。患者二诊后未再来就诊。

按：患者以上身皮疹为主，部位多行移不定，符合风邪易袭阳位、善行而数变等特点。中医治疗风团疹，多以祛风为主，兼以凉血活血，体现出"血行风自灭"的证疗思路。方中防风、荆芥、薄荷开腠理、宣通毛窍，使风邪从外出，僵蚕、蝉蜕息风解痉，丹参、川芎、当归、赤芍、活血调营，通血络宣痹，生地凉血，茯苓健脾渗湿，白鲜皮、地肤子、土茯苓除湿止痒，苦参杀虫止痒，千里光解毒止痒，白芍之酸以柔肝，制何首乌补肝肾、益精血，木香畅通三焦，使药物静中有动。复诊则去木香加用槟榔、枳壳加强行气止痒之功，全方共奏疏风清热、凉血消疹之效。

病案四十九

徐某，女，27岁，2019年5月28日初诊。诉"咯嗽、咳痰2周"。患者于2周前因受凉后出现咳嗽、咯痰，咯黄色脓性痰，伴有胸闷、气促，活动时明显。患者精神可，睡眠差，纳差，大小便正常，近期体重无明显变化。遂求西医诊治，行胸片未见明显异常，诊断为急性支气管炎，予抗生素、化痰药物后患者病情无明显缓解。刻诊：患者精神可，面色红润，声音平和，舌红苔薄白，脉数。

诊疗思路：中医辨病为咳嗽，辨证为三焦湿热证，予甘露消毒丹加减。

处方：白豆蔻10g，藿香10g，茵陈15g，滑石10g，川木通10g，石菖蒲10g，酒黄芩10g，连翘10g，川射干10g，薄荷10g，浙贝母30g，桔梗10g，麸炒枳壳10g，郁金10g，降香10g，蝉蜕10g，炒僵蚕10g，青黛10g，瓜蒌皮10g，蛤壳20g，丝瓜络10g，白前10g，蜜紫菀10g，姜厚朴10g。5剂，水煎，1日1剂，日服三次。

二诊：患者咳嗽、咯痰次数明显减少，咯少量白色黏痰，胸闷、气促症状较前减轻，食欲较前改善，患者述服药后稍感反酸、胃部不适。予前方减丝瓜络、白前、蜜紫菀、姜厚朴，加用地龙10g、全蝎6g、蜜枇杷叶10g化痰止咳，山慈菇10g、煅瓦楞子10g、蜜旋覆花10g制酸降气止呕。患者服药后咳嗽、咯痰痊愈，胃脘不适明显好转，未再来就诊。

按：患者长居成都，成都乃湿热之地，湿热犯肺，则肺失宣降，湿热黏滞，病程迁延，治当从三焦分消湿热，可事半功倍。方中黄芩清热解毒，连翘、薄荷疏解郁热，滑石清热渗湿，茵陈、木通清热利湿祛浊，浙贝母、川射干利咽化痰，白豆蔻、藿香、石菖蒲芳香化湿、健脾利湿，桔梗、白前一宣一降，枳壳理气宽中，郁金、降香理气活血，蝉蜕、僵蚕祛风通络止痉，青黛清热利咽，瓜蒌、蛤壳清热化痰，丝瓜络通肺络，蜜紫菀化痰润肺、止咳平喘，姜厚朴燥湿化痰、下气平喘。此方开肺气于上，化湿于中，利湿于下。全方共奏清利湿热、化痰止咳之功。

病案五十

李某某，男，56 岁，2019 年 4 月 16 日初诊。诉"头晕、心悸 3 个月余"。患者于 3 月前无明显诱因出现头晕、心悸，伴气短、胸闷、胸痛喜按，潮热、多汗。睡眠差，纳可，大小便正常，近期体重无明显变化。于当地医院就诊，心电图、胸部 CT 检查无明显异常。遂寻求中医诊治。刻诊：患者精神差，面色晦暗，声音平和，舌红苔白腻，脉弦，重取无力。

诊疗思路：中医辨病为眩晕，辨证为肾虚肝旺证，治以补益肝肾、息风平眩。予镇肝息风汤加减。

处方：白芍 20g，天冬 10g，川牛膝 10g，龙骨 30g，牡蛎 30g，煅赭石 30g，醋龟甲 20g，青蒿 20g，玄参 10g，炒川楝子 10g，生麦芽 20g，炙甘草 6g，党参 10g，浮小麦 30g，煅磁石 30g，桔梗 10g，麸炒枳壳 10g，佛手 10g，砂仁 10g，白豆蔻 10g，建曲 20g。5 剂。水煎，1 日 1 剂，分三次服。

二诊：患者诉心悸、潮热、多汗症状较前改善，头晕、气短、胸闷症状无明显改善，服药后稍腹泻，纳差，舌质红，苔白腻，脉滑，重取无力。

诊疗思路：中医辨证为痰浊上扰。改用半夏白术天麻汤加减。

处方：天麻 30g，京半夏 10g，茯苓 10g，陈皮 10g，甘草 3g，白术 20g，盐泽泻 20g，砂仁 10g，白豆蔻 10g，大腹皮 10g，炒蒺藜 10g，盐沙苑子 15g，蜜旋覆花 10g，麸炒苍术 10g，炮姜 10g，建曲 20g。5 剂。水煎，1 日 1 剂，分三次服。

三诊：患者诉头晕、心悸症状明显好转，无明显胸闷、气短症状，未再腹泻，食欲改善，舌质红，苔白腻，脉滑，重取无力，继续于前方基础上去掉砂仁、白豆蔻、大腹皮，加用石菖蒲 10g、墨旱莲 10g、酒女贞子 10g，5 剂，服法同上。

四诊：患者服用上述药物后，头晕、心悸症状明显好转，偶有发作，余无未诉其他特殊不适，再予前方 5 剂巩固疗效。

按：《黄帝内经》曰："诸风掉眩皆属于肝。"本案辩证为肾虚肝旺，治以补益肝肾、息风平眩，但从肝而论治疗效不佳，需重新思考治疗方向，细查舌象及脉象，患者体形偏胖，易生痰湿，患者述头晕、心悸、气短、胸闷，此为风痰上扰所致，从痰论治则事半功倍。二诊方中予半夏白术天麻汤健脾除湿、化痰息风。是据《脾胃论》之"足太阴痰厥头痛，非半夏不能疗；眼黑头眩，虚风内作，非天麻不得除"。

病案五十一

邓某某，男，46 岁，2019 年 04 月 11 日初诊。诉"反复咳嗽、咳痰 2 个月余"。患者 2 个月余前因感冒后出现反复咳嗽、咳痰，求西医诊治，行胸部 CT 及血常规检查无明显异常，支气管舒张实验阴性。西医诊断为慢性咳嗽。某西医院予头孢类药物抗炎及止咳治疗后患者病情无明显缓解。遂寻求中医诊治，就诊时患者咳嗽、咳痰，面色晦暗，声音略低沉，痰质黏稠难咯，昼夜无明显差别，夜间因咳嗽影响睡眠，伴有胸闷、纳差，食后易腹胀，咽部疼痛等，大便不爽，小便无明显异常。舌质红，苔黄腻，脉滑数。患者有长期饮酒史、吸烟史，长期居住于成都。

诊疗思路：中医辨病为慢性咳嗽，辨证为三焦湿热证。予甘露消毒丹加减。

处方：藿香 10g，石菖蒲 10g，豆蔻 10g，酒黄芩 10g，连翘 10g，川射干 10g，茵陈 15g，滑石 10g，川木通 10g，浙贝母 30g，薄荷 10g，桔梗 10g，麸炒枳壳 10g，郁金 10g，降香 10g，炒僵蚕 10g，蝉蜕 10g，白前 10g，蜜紫菀 10g，青黛 10g，瓜蒌皮 10g，蛤壳 20g，丝瓜络 10g，姜厚朴 10g，蜜枇杷叶 10g。5 剂。水煎，1 日 1 剂，分三次服。

二诊：患者述咳嗽次数明显减少，夜间能入睡，无咳醒，仍咳少量黏痰，痰液较前易咳出，咽部疼痛程度较前减轻，但仍感疼痛，面色较前稍改善。舌红苔腻，脉滑数。效不更方，继续予前方，原剂量，5剂，水煎，1 日 1 剂，分三次服。

三诊：患者咳嗽、咳痰症状基本痊愈，夜间能安静休息，咽痛症状完全缓解，食欲较前改善，面色较前明显改善。患者诉头皮易脱屑，易脱发，余未诉其他特殊不适。予前方基础上减去白前、紫菀、丝瓜络、蜜枇杷叶，加蜜旋覆花 10g、炒蒺藜 10g、佩兰 10g，5 剂，水煎，1 日1 剂，分三次服。

按：患者有长期饮酒史，为湿热体质，易感湿热，湿热犯肺发为咳嗽，湿热型咳嗽病程迁延，不易治愈，治当以三焦分消湿热，予甘露消毒丹。一为辛开肺气、芳香化湿，调理肺胃之功，运用了《黄帝内经》"聚于胃，关于肺"等理论；二为淡渗利水，通调三焦，祛除已停痰湿。根据肺脏宣发肃降的生理特性，加用桔梗、麸炒枳壳、郁金、降香、炒僵蚕、蝉蜕调畅气机、息风解痉；再如青黛清热利咽，瓜蒌、蛤壳清热化痰，丝瓜络通肺络，白前降气化痰止咳，蜜紫菀化痰润肺、止咳平喘，姜厚朴燥湿化痰、下气平喘，蜜枇杷叶润肺止咳。

病案五十二

王某某，男，72 岁。诉"肺癌术后 1 年，咳嗽 1 个月余"。患者 1年前因肺癌行肺部肿瘤切除术，1 月前因受凉出现咳嗽，以干咳为主，昼夜无明显差异，无明显加重或缓解因素，伴有咽痛、气促、气紧等不适。刻诊：患者面色晦暗，声音清晰，舌红苔少，脉细数。患者自患病以来，精神一般，睡眠差，纳差，大小便正常。

诊疗思路：中医辨病为咳嗽，辨证为阴虚肺燥。予桑杏汤加减。

处方：桑叶 10g，苦杏仁 10g，焦栀子 10g，南沙参 30g，淡豆豉 10g，浙贝母 30g，桔梗 11g，麸炒枳壳 10g，郁金 10g，降香 10g，炒僵蚕 10g，蝉蜕 10g，地龙 10g，全蝎 6g，白花蛇舌草 10g，半枝莲 10g，丝瓜络 10g，蜜枇杷叶 10g，山慈菇 10g，甘草 3g。5 剂。水煎，1 日 1 剂，分三次服用。

二诊：患者服药后仍咳嗽，以干咳为主，气紧症状明显好转，无咽痛不适，食欲较前改善，继续于前方基础上减丝瓜络、蜜枇杷叶，加用黄荆子 10g。莪术 10g，5 剂，服法同前。

三诊：患者述无明显咳嗽、纳可，未诉其他特殊不适，继续予前方，去莪术，加用蜜旋覆花 10g、丹参 10g、炒乳香 10g 等以巩固疗效。

按：肺癌属于中医"肺积"范畴，肺阴虚是贯穿肺癌病程的重要病机，且常合并虚、痰、瘀、毒等。患者肺阴虚体质，感受燥邪，发为阴虚肺燥证，治疗宜以滋阴润肺、宣肺化痰，兼以活血祛瘀，予桑杏汤加减。全方选药用味辛质轻气薄之品，是"治上焦如羽，非轻不举"的体现，此方宣肺闭、滋肺阴，助肺宣降功能的恢复。方中再加用白花蛇舌草、半枝莲、山慈菇等抗肿瘤药物，则效如桴鼓。

病案五十三

赖某某，男，11 岁。诉"咳嗽、咯痰 3 周"。患者 3 周前因受凉后出现咳嗽、咯痰，咯白色黏痰，夜间明显，伴夜间汗多、手足冷，遂于当地医院诊治，诊断为急性支气管炎，予抗生素、化痰药物等治疗后患者病情无明好转，遂来门诊就诊。刻诊：面色红润，声音清晰，舌质红，苔腻，脉滑数。患者自患病以来，精神可，睡眠差，纳可，大小便正常。

诊疗思路：中医辨病为咳嗽，辨证为三焦湿热证。予甘露消毒丹加减。

处方：藿香 10g，石菖蒲 10g，白豆蔻 10g，酒黄芩 10g，连翘 10g，川射干 10g，茵陈 15g，滑石 10g，川木通 10g，浙贝母 30g，薄荷 10g，青黛 10g，瓜蒌皮 10g，蛤壳 20g，丝瓜络 10g，桔梗 10g，麸炒枳壳

10g，郁金 10g，降香 10g，炒僵蚕 10g，蝉蜕 10g，姜厚朴 10g，白前 10g，蜜紫菀 10g。5 剂，水煎，1 日 1 剂，分三次服。

二诊：患者复诊述夜间咳嗽次数明显减少，痰量明显减少，偶有呛咳，夜间汗多、手足冷明显好转，于前方基础上加用旋覆花 10g，5 剂。服法同前。

三诊：患者咳嗽、咯痰症状明显好转，喘息明显，每日发作一到两次，舌质红，苔稍黄腻，苔滑数。

诊疗思路：中医辨病为喘证，辨证为痰热壅肺证。予定喘汤加减。

处方：炒紫苏子 10g，桑白皮 10g，酒黄芩 10g，白果 30g，款冬花 10g，苦杏仁 10g，甘草 3g，蜜麻黄绒 10g，法半夏 10g，桔梗 10g，麸炒枳壳 10g，郁金 10g，降香 10g，蝉蜕 10g，炒僵蚕 10g，青黛 10g，瓜蒌皮 10g，蛤壳 20g，姜厚朴 10g，白前 10g，蜜紫菀 10g。薤白 20g，丝瓜络 10g。5 剂，水煎，1 日 1 剂，分三次服。

按：患者有咳嗽、咯痰、夜间多汗、手足冷等临床表现，从表面可看为寒象，但细查舌脉有里热之征，脉象与症状不相一致，需舍症从脉或舍脉从症。患者夜间汗多及手足冷，但胸腹部皮温正常，不足为寒证，可为湿热之邪内遏阳气，阳气不达四肢所致，用药虽为寒凉之药，但可分消湿热，使阳气自通。二诊患者未诉手足冷。患者三诊诉咳嗽明显好转，但喘息明显，故予定喘汤治之，整个病程用药皆遵循"治上焦如羽、非轻不举"的原则，且注重恢复肺的生理功能。

病案五十四

查某某，男，33 岁。诉"腰背部疼痛 1 个月余"。患者于 1 个月前因用力过度致腰背部疼痛，遇寒或天气变化疼痛加重，伴有腰部畏寒。患者自患病以来，精神可，睡眠差，纳可，大便稀溏、小便正常，近期体重无明显变化。刻诊：患者面色晦暗，声音清晰，舌红苔白，脉沉紧。

诊疗思路：中医辨病为腰痛病，中医辨证为寒湿阻络证。予独活寄生汤加减。

处方：独活 10g，桑寄生 30g，秦艽 20g，防风 10g，细辛 3g，牛膝

10g，盐杜仲 30g，肉桂 10g，茯苓 10g，丹参 20g，炒乳香 10g，酒乌梢蛇 30g，三七 10g，盐补骨脂 20g，盐巴戟天 20g，淫羊藿 20g，盐菟丝子 20g，麸炒苍术 10g，大腹皮 15g，肉豆蔻 10g，续断 30g，木瓜 20g。5 剂，水煎，1 日 1 剂，分三次服。

二诊：患者复诊，述服药 5 剂药后腰背疼痛较前稍减轻，大便已成形，腰部仍畏寒，于前方基础上去丹参、炒乳香，加用反佐药知母 10g，5 剂。服法同前。

三诊：患者述服 5 剂药后腰背疼痛明显减轻，腰部畏寒较前好转。患者因复感寒邪，稍咳嗽，咳白色黏痰，未诉其他不适。继续予独活寄生汤加减，在前方基础上去补骨脂、盐巴戟天、淫羊藿、盐菟丝子、麸炒苍术、肉豆蔻、知母，加用酒川芎 10g、当归 10g、熟地黄 10g、白芍 10g、党参 30g、甘草 3g、丹参 10g、炒乳香 10g、青黛 10g、浙贝母 30g、炒僵蚕 10g、川射干 10g。5 剂。患者 5 剂后无明显腰背疼痛，咳嗽、咳痰较前明显好转，未再来诊治。

按：患者腰部疼痛伴畏寒，遇寒或天气变化加重，符合寒湿阻络证的特点，寒湿入络，经脉拘挛则发为疼痛。《黄帝内经》曰："腰者，肾之府，转摇不能，肾将惫矣。"肝肾亏虚失养是寒湿侵袭的重要病理基础，治疗其病，散寒祛湿、补肝益肾缺一不可。正气存内，邪不可干，予独活寄生汤可事半功倍，二诊加用知母，因此药归肾经，不仅可引药入肾，也可反制补阳药之温燥之性。

病案五十五

患者张某，男，36 岁。诉"咳嗽、咯痰 3 个月"。患者于 3 个月前无明显诱因出现咳嗽、咯痰，以干咳为主，偶有少量痰涎咳出，无明显加重或缓解因素，伴胸背部轻微刺痛，腹部微胀，患者于当地医院行胸部 CT 检查提示肺结节（未见正式报告），未予相关处置。刻诊：面色红润，声音清晰，舌红苔白，脉细。自患病以来，患者精神可，睡眠、食欲可，大小便正常，近期体重无明显变化。患者既往无特殊，具有长期吸烟病史（具体不详）。

诊疗思路：中医辨病为咳嗽，辨证为阴虚肺燥证。治法以养阴润肺，予桑杏汤加减。

处方：桑叶 10g，苦杏仁 10g，浙贝母 30g，南沙参 10g，淡豆豉 10g，焦栀子 10g，桔梗 10g，麸炒枳壳 10g，郁金 10g，降香 10g，蝉蜕 10g，炒僵蚕 10g，青黛 10g，瓜蒌皮 10g，蛤壳 20g，丝瓜络 10g，地龙 10g，全蝎 6g，姜厚朴 10g，竹茹 10g，甘草 3g。5 剂，水煎，1 日 1 剂，分三次服。

二诊：患者复诊，述服药 5 剂后已无明显咳嗽，咯少量黏痰，伴食后腹胀、剑突下隐痛，未诉其他不适。

诊疗思路：中医辨病为咳嗽，中医辨证为风痰闭肺证。改予止嗽散加减。

处方：桔梗 10g，蜜紫菀 10g，荆芥 10g，蜜百部 10g，陈皮 10g，白前 10g，甘草 3g，麸炒枳壳 10g，郁金 10g，降香 10g，蝉蜕 10g，炒僵蚕 10g，蜜麻黄绒 10g，苦杏仁 10g，丝瓜络 10g，竹茹 10g，地龙 10g，全蝎 6g，姜厚朴 10g，煅瓦楞子 10g。5 剂，水煎，1 日 1 剂，分三次服。

三诊：患者服药后，咳嗽愈，偶咯少量黏痰，痰量较前明显减少，未诉其他不适。在前方基础上去蜜麻黄绒、苦杏仁、丝瓜络、竹茹，加用玄参 10g、浙贝母 30g、牡蛎 20g、山慈菇 10g、蜜旋覆花 10g。5 剂，服法同前。

四诊：患者诉无明显咳嗽、咳痰等症状，无胸闷、气促等不适。

诊疗思路：中医辨病为积聚，辨证为痰瘀互结证。予消瘰丸合二陈汤加减。

处方：玄参 10g，浙贝母 30g，牡蛎 20g，陈皮 10g，法半夏 10g，茯苓 10g，甘草 3g，煅瓦楞子 10g，莪术 10g，夏枯草 10g，山慈菇 10g，炒鸡内金 30g，生麦芽 20g，桔梗 10g，麸炒枳壳 10g，郁金 10g，降香 10g，蝉蜕 10g，炒僵蚕 10g，姜厚朴 10g。5 剂，水煎，1 日 1 剂，分三次服。

随诊 3 个月后患者已无明显咳嗽、咳痰，行胸部 CT 仅示肺部条索纤维灶。

按：肺为娇脏，喜润恶燥，患者有长期吸烟史，烟乃温燥之物，易伤肺阴，肺阴伤则肺失宣降，气机不畅，痰瘀内生，则为结节。治疗肺部结节，改善肺阴亏虚最为重要。桑杏汤及消瘰丸不仅可以润肺宣肺、驱邪通闭，也可化痰散结，肺气得宣，则咳嗽自消。

病案五十六

田某某，男，43 岁。诉"腕、膝关节冷痛 2 年"。患者于 2 年前出现腕、膝关节冷痛，遇寒加重，伴有剑突下不适，性质描述不清，饮冷时加重，性欲减退。纳差，眠差，大便溏，小便正常。刻诊：患者面色无华，舌淡苔薄白，尺脉沉无力。患者近期体重无明显变化。

诊疗思路：中医辨病为膝痛，辨证为肾阳亏虚证。予金匮肾气丸加减。

处方：白附片 30g，桂枝 10g，熟地黄 10g，山药 15g，山茱萸 10g，茯苓 10g，盐泽泻 10g，牡丹皮 10g，地龙 10g，全蝎 6g，川牛膝 10g，独活 10g，酒乌梢蛇 30g，生地黄 10g，盐杜仲 30g，扁枝槲寄生 30g。5 剂，水煎，1 日 1 剂，分三次服。

二诊：患者复诊，诉腕、膝关节疼痛明显减轻，仍感恶寒，食欲较前改善，仍感胃胀不适，大便稀溏，未诉其他不适。

诊疗思路：中医辨病为膝痛，辨证为肾阳不足，寒湿阻络证。在前方基础上加用独活寄生汤加减。

处方：白附片 30g，桂枝 10g，熟地黄 10g，山药 15g，山茱萸 10g，茯苓 10g，盐泽泻 10g，牡丹皮 10g，地龙 10g，全蝎 6g，川牛膝 10g，独活 10g，酒乌梢蛇 30g，生地黄 10g，盐杜仲 30g，扁枝槲寄生 30g，秦艽 20g，防风 10g，细辛 3g，酒川芎 10g，肉桂 10g，木瓜 10g，续断 30g，盐补骨脂 20g，麸炒苍术 10g，砂仁 10g，豆蔻 10g，炮姜 10g。5 剂，水煎，1 日 1 剂，分三次服。

三诊：患者服药后诉腕、膝关节冷痛感较前明显减轻，大便次数减少，便质改善，余未诉不适。于前方基础上加用大腹皮 10g、枸杞子 20g，5 剂。服法同上。

按：肾阳失于温煦，腕、膝关节则出现冷痛；因"五脏之阳非肾阳不能发"，肾阳不足则中焦失温，可见脾阳失于运化出现食欲减退，胃部不适，大便稀溏等，性欲减退亦是肾阳不足的表现。《金匮要略》中风历节篇曰："脚气入上，少腹不仁。"肾主骨，肝主筋，患者患病日久，肾阳不足，湿邪易侵袭，筋脉失养，在补肾阳时，同时需补肝肾、祛湿活血，如此可事半功倍。

病案五十七

全某，女，50岁。诉"失眠、多梦20天"。患者于20天前无明显诱因出现失眠、多梦，入睡困难，入睡后易惊醒，伴有口周疱疹。刻诊：患者面色红润，体质偏胖，声音清晰，舌质红，苔黄腻，脉滑数。患者自患病以来，精神一般，食欲可，大小便正常，近期体重无明显变化。

诊疗思路：中医辨病为不寐，辨证为痰热扰心证。予黄连温胆汤加减。

处方：酒黄连10g，陈皮10g，茯苓10g，法半夏10g，竹茹10g，麸炒枳壳10g，甘草3g，百合30g，木香10g，槟榔10g，姜厚朴10g，乌药10g，首乌藤15g，合欢皮15g，炒酸枣仁10g，青黛10g，牡丹皮10g，赤芍10g，生地黄10g。5剂，水煎，1日1剂，分三次服。

二诊：患者复诊，述服药后睡眠仍差，细问患者症状，患者告之在前述症状上还有头晕、口苦，手足汗多。

诊疗思路：中医辨病为不寐，辨证为三焦湿热证。予甘露消毒丹加减。

处方：白豆蔻10g，藿香10g，茵陈15g，滑石10g，川木通10g，石菖蒲10g，酒黄芩10g，连翘10g，川射干10g，浙贝母30g，薄荷10g，桔梗10g，麸炒枳壳10g，郁金10g，降香10g，蝉蜕10g，炒僵蚕10g，姜厚朴10g，木香10g，金银花10g，砂仁10g，首乌藤15g，合欢皮15g。5剂，水煎，1日1剂，分三次服。

患者随诊，服药5剂后患者诸症全消。

按：不寐在《黄帝内经》中被称为"不得卧"，其病位在心，与肝、脾、肾等脏腑密切相关，辨证时需抓住虚实，治疗上应当补虚泻实。从患者症状及舌脉上看，属于痰热之象，故辨证为痰热扰心证，予黄连温胆汤治之，但效不如意。细追问之，患者伴有头晕、口苦、手足多汗，结合患者体质偏胖等特征，确为湿热之征，湿热侵犯上焦可致清阳不升，头面失养则为头晕；湿热困于中焦，湿热之邪困阻脾胃可见口周疱疹；湿热困于下焦，胆汁上逆可见口苦；热邪迫津液外出，可见手足汗多；舌质红，苔黄腻，脉滑数，也是湿热之象，治疗三焦湿热，当三焦分消之，湿热皆除，夜则可卧。从湿热角度论治不寐较为少见，常需以中医辨证论治为指向，不拘一格，方可获得理想的疗效。

篇章四

人物侧写

医者仁心　门人楷模

　　时值张勇教授专著出版之际，作为张老师侍诊多年的学生，我为老师将他近四十年的理论研究和临床结晶奉献给广大的医患感到无比激动。老师曾说："医学上的探索是永无止境的，只有把继承工作做好了，才谈得上更好地发扬。"正因为张勇老师孜孜不倦地继承和发扬中医文化，才有他今天令人瞩目的成就。

　　我的老师是 20 世纪 70 年代的一名下乡知青，在下乡时代知识严重匮乏，当其他知青休闲的时候，他就在煤油灯下苦读各类书籍，广泛涉猎文、史、哲及医学知识。恢复高考后，我的老师考取了成都中医药大学，毕业后分配到成都市中西医结合医院，一边跟随医院前辈学医，一边辛勤钻研。我的老师凭借精湛的医术、高尚的品德与患者建立了良好的关系，在三十岁时就破格成为医院门诊的"挂牌医生"，随之又获得了"成都市十大杰出青年""成都市十佳卫生工作者""四川省名中医""榜样中国，我心目中的四川十大名医""全国名中医""全国老中医药专家学术经验继承工作指导老师"等荣誉称号，现为全国名老中医传承工作室主任，享受国务院政府特殊津贴专家。

　　老师在专业上严格要求自己，中西医理论与临床并重，一直将中医经典作为主要研究内容，同时旁及诸家。老师以医学大家蒲辅周、岳美中为楷模，黄卷青灯，穷研苦索，对《黄帝内经》《伤寒论》《金匮要略》《温病条辨》等经典著作烂熟于心，在指导学生时旁征博引，信手拈来。老师于 1995 年就将中医治疗肺间质纤维化及肺癌作为临床主攻方向，并做出了不懈的努力，取得了较好的临床效果，得到了国内外的公认。

　　老师将平生宝贵的临床经验无私地传授给学生，使我从一个默默无闻的中医师成长为一名主任中医师、四川省名中医。借此我衷心地感谢老师的栽培，我亦会将老师这种"活到老，学到老"的精神传承下去，鼓励后学不断前进。

老师作为四川省政协委员，虽然医学成就斐然，但他从未停止过学习和探索的脚步，按老师自己所说，只有这样做才能对得起自己，对得起患者，对得起医生这个称号！

（学生：李蓉）

试论张勇主任医师临床诊治学术经验^①

　　张勇老师平素刻苦钻研、博览群书，熟读经典，对岐黄之术有很深的造诣，其主要学术思想来源于《黄帝内经》《伤寒论》《金匮要略》及《温病条辨》。张勇老师擅长呼吸系统病的治疗，特别是肺间质纤维化的治疗，现在将张老师的学术渊源及学术思想、临床经验加以总结阐述。

一、学术渊源

（一）从肺痹论治，补肾纳气

　　《素问·咳论》云："其寒饮食入胃，从肺脉上至于肺，则肺寒，肺寒则外内合邪，因而客之，则为肺咳。而肺痹则烦满而喘。"《素问·阴阳应象大论》云："少火生气，壮火食气。"《杂病源流犀烛·肺病源流》云："经曰：风寒入舍于肺名曰肺痹，发咳上气。"《灵枢·百病始生》中有"重寒伤肺"。《类证治裁·喘证论治》中有"肺为气之主，肾为气

---

　　① 张勇，中医主任医师，从事中医内科临床工作三十六年，一直在成都市第一人民医院从事中医科研及教学工作。四川省政协委员，四川省名中医，中华中医药学会内科分会委员，全国第五批名老中医学术经验继承人指导老师。发表学术论文 20 余篇。
　　李蓉签订跟师带徒合同，从 2012 年 8 月开始跟随张勇学习。三年来张勇按照合同指导李蓉完成成都市卫生局课题一项，发表论文 1 篇，合著著作 2 部，辅导学习及阅读中医经典著作 40 篇，指导诊治患者数千人次，并在临床随诊及诊后学习中不定期围绕重点学术问题及临床诊病心得、诊治经验进行专项讲解及探讨。经过三年的学习，学生李蓉基本了解和掌握了张勇老师的主要学术思想及临床诊疗经验，掌握了张勇老师的临床主要辩证和用药特点。在以呼吸病为主的门诊诊疗中，李蓉从张勇老师的辨证用药经验中学习要领并结合自身临床实践有所发展提高，完成了教学计划的各项要求。本文为李蓉临床跟师学习心得体会，有修改。

之根，肺主出气，肾主纳气，阴阳相交，呼吸乃和"。若肾气衰弱，摄纳无力，则肺失宣发，吸入之清气不能下纳于肾，出现动辄气喘、呼多吸少等症状。而肺肾同源、金水相生，治疗上就应酌情选用巴戟天、淫羊藿、补骨脂、胡芦巴、菟丝子等温补肾阳之品祛除肺寒。巴戟天、淫羊藿、菟丝子均味甘、辛，性温，归肾、肝经，补肾壮阳、强筋骨、祛风湿；现代药理有明显的促肾上腺皮质激素作用，能增强下丘脑—垂体—性腺轴的分泌功能，对机体免疫功能有双向调节作用。

《杂病源流犀烛·咳嗽哮喘源流》云："咳嗽，肺病也，然虽为肺之主病，五脏六腑皆有之，盖肺不伤不咳，脾不伤不久咳，肾不伤火不炽，咳不甚，其大较也。"《杂病源流犀烛·肺病源流》云："故有时肾水上泛为痰，肺受之则喘壅而嗽。有时肾火上凌其母，肺受之则喘息而鸣。皆肾气上逆而为病也……水旺气畅，而咳自愈。"慢性肺系疾病如肺间质纤维化，多属本虚标实，标在肺，属上焦，本在肾，属下焦。治疗上要标本同治，在治标的同时，要加用补肾之品治本。阴虚患者亦可加用南沙参、五味子滋补肝肾。

（二）从阴络论治，祛邪通络

《黄帝内经》中首次论述了络脉和络病，《灵枢·脉度》有"经脉为里，支而横者为络，络之别者为孙"；其中络脉损伤的病症，《灵枢·百病始生》曰："阳络伤则血外溢，血外溢则衄血；阴络伤则血内溢，血内溢则后血。"叶天士又发展了络病学说，提出"初病气结在经，久则血伤入络"。络病学理论认为久病入络，易入难出，盘踞脏腑；络气郁滞，气化失常。肺脏之阴络阻滞，气血津液敷布失常，停聚为痰，气滞血瘀。根据"络以通为用"的治疗原则，应首先选用搜风通络、活血化瘀之虫类药，如蝉蜕、僵蚕、地龙、全蝎，其次选用辛药通络，如郁金、降香、麻黄等。

（三）从气化（升降）论治，调整气机

《灵枢·决气》曰："上焦开发，宣五味，熏肤、充身、泽毛，若雾露之溉，是谓气。"肺主气，其正常宣发肃降功能，有赖于脾胃健运不息、升降适度，肝木疏泄通畅。《素问·六微旨大论》指出，"出入废则神机化灭，升降息则气立孤危。故非出入，则无以生长壮老已；非升降则无以生长化收藏。是以升降出入，无器不有。故器者生化之宇，器散则分之，生化息矣。故无不出入，无不升降。化有大小，期有远近，四者之有，而贵常守，反常则灾害至矣"。而《素问·阴阳应象大论》中提到"清阳上天。浊阴归地，是故天地之动静，神明之纲纪，故能以生长收藏，终而复始"。若升降失调，上为喘满咳逆、恶心呕吐，下为腹胀满、大便秘结、飧泄不止。故使气机调畅、气的升降出入运动正常才是人体生命活动的根本。

张勇老师治疗慢性肺系疾病如肺间质纤维化，均采用名方"升降散"中升降搭配用药之妙法，方选蝉蜕和僵蚕调理气机，妙在蝉蜕饮而不食升清，僵虫食而不饮降浊，两者合用达到升清降浊的目的。加入桔梗和枳壳、郁金和降香、麻黄和白果这几组药对，一升一降，达到调畅气机的目的。

（四）从上焦论治，药宜轻扬

慢性肺系疾病如肺间质纤维化的病位在肺，肺为华盖，居高位，覆盖于五脏六腑之上，治疗用药上，药物的药性、归经及功能应具有轻扬上浮之性。正如吴鞠通所言"治上焦如羽，非轻不举"之广义，因上焦居高位，药性多取轻清上浮，如羽毛之轻扬，才能上达上焦，药不宜苦重，只要用轻清发散之品即可。药物主要用其叶，如桑叶、枇杷叶、荷叶、苏叶、薄荷叶、竹叶等，花如菊花、金银花、辛夷花等有升浮之性的药物，达到宣发肺气、畅达气机的目的。

二、学术思想

（一）中医临床诊疗的原则

张勇老师认为，中医药临床活动应完全建立在中医基础理论的平台上。应用中医基础理论指导临床遣方用药是从事中医临床活动的基本原则。中医理论来源于中国古代先人对自然认识的漫长经验积累和理论升华，并形成了中医学自己的完整的理论系统、诊治原则和方剂、药物。中医的临床辨证处方、用药依托的原则完全来自中医理论的丰富内涵。临床上欲辨证准确并收到满意的治疗效果，必须掌握完善的中医理论体系。因此，张勇老师认为，从继承和发展的角度看，临床学习有效的治疗方法、方药，应从研究、探讨、学习、领会其背后的中医理论出发，继承、整理和发展这些行之有效的经验，对目前尚待解决和临床疗效亦不明确的领域则可以从相关中医理论的探讨中寻求新的突破，是值得尝试的方法。

（二）整体观念

整体观是中医学的核心学术思想之一，由此衍生出了中医的生命观、健康观及疾病观。中医学将这一思想应用在对人体生理、病理、诊断、治疗及养生康复的各个环节。因此，注重整体的调整是中医临床活动的又一指导思想。张勇老师认为，人的生命现象必然受天、地、自然界的影响，中医学提出的"人与天地相参"的观点，是把人体置于自然环境和社会环境之中，以天、地、人，即人与自然、社会环境的关系来指导我们去认识人体的生理、病理变化及诊治活动。按照这样一个认识程序，张勇老师认为应把恢复人体气血阴阳、五脏六腑的健康生理活动态势作为临床诊疗的根本目标。中医有"阴平阳秘，精神乃治"的认识，生理状态下，脏腑功能活动处于相对的平衡状态。虽有阴阳消长，但总体保持相对的协调。在正常生命代谢活动中这样的平衡与协调同与之相对应的"阴生阳长"是对立统一的两个方面，阴阳平衡一旦丢失，则出现病理变化。中医治疗的基本思路，一句话就是采取措施恢复这种"动态的平衡"，使之恢复到生理状态。因而张勇老师认为实施这一措施应从脏腑气血阴阳的生理功能着手，辨证用药，恢复生理功能。例如，肺系疾病的治疗应考虑到肺主宣发、肃降及通调水道的生理功能，一旦遭遇外邪，肺气闭塞不得宣发，咳痰不利，则应使用宣发肺气之品，痰热壅肺、肺失宣降则应降肺气、清痰热恢复肺的生理功能。脾主运化，主水谷，主升清，胃主降浊，升降失调则吐泻交作，这时要用运脾除湿、和胃降浊之品。心主血脉，心气虚无以推动血液运行则心功能衰竭。肝主疏泄而藏血，体阴而用阳，针对各种原因引起的肝失疏泄或耗伤肝阴，应理气疏肝或养阴柔肝。肺正常的宣发肃降功能，有赖于脾胃健运不息、升降适度，肝疏泄通畅。肾主水，若肾失其主水之职，则体内水液代谢失调，或肾失气化，水邪泛滥而成水肿痰饮，这时宜用温阳利水剂。

张勇老师在临床辨证中经常强调，针对脏腑气血病症，首先应回到脏腑气血的生理中去认识理解其病理过程，以恢复脏腑气血生理的目标去遣方用药，进行整体调整，即达到治疗疾病的目的。其次针对气机阻滞及升降失调的病症，应回到气的升降运动中去认识理解其病理过程，使气机调畅、气的升降相因、出入运动正常，最终使患者康复。

张勇老师根据治病求本的精神，重视人体正气，以补肾作为治疗内伤疾病的根本方法，尤其是治疗肺部慢性疾病。但"壮火食气，少火生气"，故补肾亦要选择性运用药物，这是治病之关键，也是张勇老师的学术思想之一。

（三）兼收并蓄

张勇老师不仅熟读精研中医四大经典、广泛阅读中医名家著作，而且兼收并蓄，善于吸纳中西医临床研究成果，深化自身对疾病本质的认识，力争将中西医理论在临床实践中融会贯通。当然，学术界目前对中西医结合的争论尚在继续，中西医结合从方法学到实践工作尚有许多不确定因素。但临床对中西医结合的不断探索和发展无疑有利于专项工作的至深发展。张勇老师在多年实践工作中，总结出以中医理论为指导，以专科专病为落足点，以科学研究为突破口，以部分疑难性疾病为切入点开展中西医结合工作的新路径。在具体实施中，张勇老师认为，在中医整体辩证认识疾病的基础上，吸纳学习西医对该病的认识，从病理生理等多个方面扩大对疾病的认识，可为确定治疗方案提供更丰富的途径及信息。在具体工作中，张勇老师认为中医或西医针对某病的治疗不一定存在对立关系，只要疗效可靠，中西医观点相互融会贯通，扬其长而避其短即可。例如针对慢性呼吸系统疾病急性发作期的治疗，中医宣肺化痰降气相当于西医的抗炎治疗，缓解期的中医补益肺肾、调理气机相当于西医的免疫增强治疗，哮喘发作期中医的宣肺降逆、补肾平喘相当于西医的小剂量糖皮质激素吸入剂等。张勇老师经过长期摸索，在消化系统疾病、心血管系统疾病、风湿免疫疾病、皮肤病等疾病的治疗中更是尽量吸纳中西医知识，灵活用药，收到较单纯西医或中医治疗更好的疗效，并积累了探索中医防治疾病的宝贵经验。

（四）发展创新

张勇老师认为，中医理论来源于中国古代的自然观和哲学思想，历经数千年经验积累，内容博大精深，临床行之有效，深受广大群众欢迎并已走向世界。中医的整体观、自然合理、动态平衡和体悟实践是其特征，其注重天人的整体性和天人感应，强调无为而治，因势利导；对于事物必须尊重它的自然本性、个性，按照事物本性去推动它。中医思维不同于西方"科学合理"的思维方式。西方思维从主客体关系、事物的发展变化等抽象思辨出发，以细节分析居优。来源于西方哲学的说理推演方法，很好地解决了中医学对生理、病理、诊疗多环节的推导分析思路。但由于缺乏精细的试验研究、严密的科学分析方法，缺乏标准化，许多临床问题重复性差，使中医疗效不能固定。当前，这些问题早已引起中医学界有识之士的广泛重视。张勇老师认为，中医学的发展应从以下两大方面入手：一是中医理论必须有所突破，二是中医临床现存诊疗技术和方药必须着手整理（评估、研究、继承）并发展。而欲完成以上两项任务则应借鉴现在各学科发展普遍采用的现代科学研究方法。因此，张勇老师倡导现代科学研究方法的学习和现代技术手段的普及。只有相当部分中医药技术人员了解和掌握现代科学研究方法，中医的理论和实践研究才会跃上一个新台阶，才会有所发现，有所发展，有所突破。因此，从科学发展而言，任何学科的发展都不是孤立的、封闭的，中医学亦不可能独立于世界科技发展，随着大家的努力工作，中医与其他各类学科将有更多的交流和融合，也将有更多的共识，中医学的发展将在这样的氛围中大踏步前进，得到更充分的继承和发扬。

三、临床经验

张勇老师从事中医临床工作近四十年，多年来积累了丰富的临床经验，作为全国名医，在肺间质纤维化的治疗上独树一帜。现根据三年临床学习总结如下。

（一）肺系疾病的诊疗经验

肺系疾病是中医内科临床最常见的疾病之一，从中医病名及辨证看，包含感冒、暴咳、久嗽、哮病、痰饮、肺络张、肺热病、肺癌、肺痿等。西医诊断的支气管炎、肺气肿、支气管扩张等均在以上范围内。

1. 急性发作期的治疗

张勇老师认为，对以咳嗽、哮喘、咯痰为主要症状的呼吸道疾病的治疗，应源于对肺之生理的认识。他强调肺为五脏之华盖，为水之上源，主宣发、肃降，五行属金，为娇脏的生理特性。外感六淫及情志内伤均可影响肺之生理功能导致咳嗽、气喘、咯痰等，其病因可在六淫七情，涉及五脏六腑。正如《黄帝内经》云："五脏六腑皆令人咳，非独肺也。"治疗中，张勇老师强调外感初期用药不宜太过，宜针对风、寒、热、燥等致病因素，使用轻扬之剂，药到病除，不宜过于温燥或苦寒，常用方剂如银翘散、葛根汤、桑杏汤、杏苏散之类，而一旦病性变化，肺内之邪气化热化燥或伤及肺津，则宜寒凉，用药应准确到位，有针对性地进行清肺化痰、宣降肺气、养阴润肺。一般而言，对于呼吸系统疾病，中医治疗多分为急性发作期和缓解期，注重轻重缓急的不同，治则为"急则治标，缓则治本"。其中痰浊阻肺是最常见证型之一，只要是有咳嗽、痰黄黏、难咯，便结，苔腻，张勇老师均用千金苇茎汤合甘露消毒丹，方中黄芩、连翘、苇茎清泻肺热，茵陈清热除湿，清除致病之因；贝母清热化痰；薏苡仁、冬瓜仁、桃仁祛痰止咳，桔梗、射干宣肺，共奏清肺化痰之功。若为气促或喘促明显的痰热壅肺证，亦可选用定喘汤化裁。方中麻黄宣肺散邪平喘、白果敛肺定喘祛痰，共为君药，一散一收，既可加强平喘之功，又可防麻黄耗散肺气；苏子、杏仁、款冬花、法半夏降气平喘，止咳祛痰，共为臣药。桑白皮、黄芩清泄肺热，止咳平喘，共为佐药。诸药合用，可以宣降肺气、祛痰平喘。若为咯泡沫痰或痰涎黏稠、咽痒的风痰恋肺证，亦可选用止嗽散加减。诸方也用于支气管哮喘、支气管扩张、肺结节、肺间质纤维化、硅肺、肺大泡、肺癌等的治疗。

以咳嗽为主要表现的肺系疾病，燥邪犯肺亦是常见证型。此证既可见于急性支气管炎、肺炎、肺脓肿、肺心病，也可见于机化性肺炎及支气管扩张。此型患者多干咳，连声作呛，咳甚则胸痛，或痰中带血，咽喉、口唇、鼻孔干燥，无痰或痰少而黏，不易咯出，或伴鼻塞，头痛，恶风身热，舌苔薄白或薄黄，舌干少津，脉浮紧。病机为肺气闭郁，肺气失宣，治以润燥止咳之法，选用桑杏汤加减。方中冬桑叶轻宣燥热，北杏仁宣降肺气，淡豆豉宣透胸中郁热，焦栀子清上焦肺热，沙参、浙贝母、梨皮生津润肺，止咳化痰。

又有咳嗽痰热蕴肺证，咯大量黄稠痰，痰中带血，发热恶寒，烦躁不安，胸闷作痛，气促，纳呆，大便秘结，小便黄，舌质红，苔黄或腻，脉滑数。中医认为，咳嗽多由邪热入肺，煎熬肺中津液成痰，或患者肺中素有痰饮，外热入里，或外寒入肺化热，与痰相结引起。治当清热化痰、凉血止血。张勇老师用千金苇茎汤合小陷胸汤随症加减，屡用屡效。现总结如下。

（1）方剂组成及剂量：冬瓜仁 30 克，薏苡仁 30 克，芦根 30 克，桃仁 10 克，黄连、半夏、瓜蒌各 10 克。

（2）煎服法：上方先用冷水浸泡 30 分钟，加热至沸后，以文火熬 20 分钟，取汁，再熬 20 分钟，共取汁 600 毫升，分 3 分次服，病重者，每日服 2 剂。

（3）方义与功效：上方中芦根清热除烦；瓜蒌壳、黄连、京半夏清热化痰；冬瓜仁利湿排脓，并下气止咳；薏苡仁健脾除湿、清热排脓；桃仁活血祛瘀，润肠通便。诸药合之，为治疗肺痈之良方。若痰瘀内阻显著，治疗上可以清热化痰为基础，加用祛瘀通络之郁金、降香、赤芍、丹参、红花、三七粉、地龙、全蝎等。张勇老师纯熟地运用血府逐瘀汤于肺病治疗中，如肺气肿、间质性肺炎、肺癌等，再加用瓜蒌薤白半夏汤、地龙、全蝎以宽胸通络。

在辨证加减中，若咯痰不易，加用炙麻绒、前胡、胆南星、葶苈子、竹茹、天竹黄；若气促明显，加用地龙、全蝎、僵蚕、蝉蜕、沉香；若痰多清稀，用紫菀、白前、苏子、白芥子、莱菔子；若胸闷、胸痛，加用郁金、降香、川楝子、延胡索、檀香、薤白；若咳嗽剧烈，则可用杏仁、马兜铃、仙鹤草等；若咯血用白茅根、茜草、藕节、侧柏炭、三七粉；若汗出用麻黄根、浮小麦、龙骨、牡蛎。注意事项：饭后一刻钟服药，服药期间禁食辛辣香燥及油腻之品，戒酒，以免助邪以患；还可配合食用冬瓜、藕、萝卜、黄豆芽等以除湿。

2. 缓解期的治疗

慢性支气管炎迁延期因虚实夹杂，实证以内邪为患多见，虚证以肺脾肾不足为主，治法常以祛邪和补虚相结合。在慢性呼吸系统疾病的治疗中，张勇老师尤为重视缓解期的扶正固本治疗。他认为咳喘、痰饮之痰，因外感风、寒、暑、湿、燥、火六淫所致，邪气实而正气虚，由肺而脾及肾，即"脾为生痰之源，肺为贮痰之器，穷必及肾"。正气的虚损是疾病反复发作的主要原因，急性发作期的治疗多侧重于祛邪，至缓解期邪气大多已去，正虚尤为突出，是进行扶正固本治疗的最好时机。因此张勇老师特别强调慢性呼吸系统疾病缓解期的扶正固本治疗，选择适当方药，达到减少复发次数，延长缓解间隙时间，减轻病情发作程度，延缓疾病进行性恶化发展。缓解期治疗，中医辨证以肺肾虚损，水泛为痰为主者，选用金水六君煎化裁治疗；肺脾气虚为主者，选用参苓白术散加减治疗。

3. 经方运用举隅

"伤寒表不解，心下有水气，干呕，发热而咳，或渴，或利，或噎，或小便不利，或少腹满，或喘者，小青龙汤主之。"（见《伤寒论》第40条）"伤寒表不解"五字，即寓恶寒、发热、无汗、脉浮紧或头痛身痛在内。水气之成，缘于水气积蓄在体内，影响所在脏腑的功能，射肺则咳、喘；留胃则噎、干呕；蓄于中，则阻遏气化，津不上承则渴；在下则小便不利，而少腹满；水聚于肠，则下利（水泻），变证多端，不一而足。外寒与水气，同属阴邪，内外合邪而为小青龙汤证。表邪宜温散，故用麻桂，水饮宜温化，故用半夏、干姜、细辛温散之品以行水饮；而又恐辛散太过，故用白芍以监麻桂，五味子收敛肺气，正是组方心思缜密处。徐灵胎因此说"此方无微不利，真神剂也"。小青龙汤亦见于《金匮要略·痰饮咳嗽病脉证并治第十二》中，其文云"咳逆倚息，短气不得卧，其形如肿，小青龙汤主之"。并不言"伤寒表不解"，可见单是痰饮，即使无外寒，亦可用之，盖麻桂同用，可宣可温，大可用于肺寒气逆之证。

"咳而上气，喉中水鸡声，射干麻黄汤主之。"（见《金匮要略·肺痿肺痈咳嗽上气病脉证治第七》）上气而作水鸡声，乃是痰碍其气，气触其痰，风寒入肺之表现。治寒饮宜温散，故用射干、紫菀、款冬花降逆气；麻黄、细辛、生姜发邪气；半夏消饮气；而以大枣安中，五味子敛肺，恐劫散之药并伤及其正气也。因此病机为寒饮郁肺、肺失宣降之咳喘均可用之。张勇老师临证用射干麻黄汤甚多，只要是寒饮郁肺之证，往往覆杯即效。

4. 肺间质纤维化的治疗

张勇老师根据肺间质纤维化的临床特点和疾病演变规律，将其归于中医学"肺痹""肺痿"的范畴进行分型论治。其治疗肺间质纤维化常采用补肾纳气、活血通络之品，善用虫类药，同时重视调整人体气机的升降。

（1）痰浊郁肺证。

张老师认为，痰浊郁肺证主要由肾脾虚衰致健运失常，痰浊内生，痰壅气逆，阻塞气道，肺失宣降。患者临床表现为气促、胸闷，动则尤甚，咳嗽、咯白稠痰，纳差，大便溏，舌质红，苔白腻，脉弦滑，为一派痰浊之象。病性属虚实夹杂。故组方上选用定喘汤加减以宣肺化痰、降逆平喘。定喘汤的药物组成及用量：苏子 10g，半夏 10g，桑白皮 10g，黄芩 10g，麻黄（炒）10g，白果 30g，杏仁 10g，款冬花 10g，生甘草 3g。在药物使用方面，麻黄宣肺散邪以平喘，白果敛肺定喘而祛痰，一散一收，既可加强平喘之功，又可防麻黄耗散肺气。麻黄辛温，黄芩、桑白皮寒凉，一温一凉宣肺而不燥；瓜蒌壳、浙贝母清肺止咳；降香、沉香降肺气；法半夏、杏仁、紫菀、款冬花、苏子、白前止咳化痰；配合蝉蜕、僵蚕、地龙、全蝎祛风豁痰、活血通络；枳壳、桔梗、郁金、降香调节气机的升降出入；白果、补骨脂补肾纳气。其用补骨脂、巴戟天，补助肾阳，以真火生脾土，土生金，肺金得以恢复。

（2）风邪入络证。

张勇老师认为风邪入络证由肺气虚而风邪犯肺所致，其邪入络，而肺气失于宣降，故咳嗽、痰白稠难咯，乏力、恶风、背冷，为肺气虚的表现；肺与大肠相表里，肺气不降则大肠传导失常，故而大便不畅；舌质淡红胖大，有齿痕，苔白，脉细。故选用止嗽散加减以疏风宣肺，祛痰通络。在药物使用方面，紫菀、百部理肺止咳，桔梗能宣达肺气而利膈，白前能下气开壅而止嗽，四味为本方主药，因其有升有降，有出有入，可调整气机升降失常；方中又有陈皮行气化痰，荆芥散风疏表，甘草缓急止嗽。结合蝉蜕、僵蚕、地龙、全蝎，共达祛痰活血通络之功。郁金、降香、枳壳、桔梗行气活血通络；浙贝母、射干、枇杷叶止咳化痰；又选用补骨脂、淫羊藿补肾之品，增强了补肾纳气的效果。

（3）阴虚肺燥证。

阴虚肺燥证由肾精亏损，肺肾阴虚所致。阴虚火旺，则肺失濡养，肃降失常则气促、咳嗽，灼津成痰，痰稠难咯；肾不纳气则气促；阴损及阳，阳气损伤则乏力；肺与大肠相表里，肺热则肠燥，见便结；移热小肠则尿黄；舌质红，苔黄干，脉细数，为肺肾阴虚之象。故选用桑杏汤加减以清燥润肺。在药物使用方面，桑叶轻宣燥热，正如《医学衷中参西录》云，桑叶"其桑得土之精气而生，故长于理肺家之病，以土生金之义也，至其叶凉而宣通，最解肺中风热，其能散可知"。杏仁降肺气，共为君药；豆豉宣透胸中郁热，栀子皮轻，清上焦肺热，同为臣药；沙参、梨皮、象贝生津润肺，止咳化痰，均为佐使药。结合蝉蜕、僵蚕、地龙、全蝎达到祛痰活血通络之效。郁金、降香、枳壳、桔梗行气活血通络；青黛、海蛤粉、射干、瓜壳止咳化痰；旋覆花、金沸草、丝瓜络亦通肺络，厚朴、青皮、大腹皮亦行气疏肝。菟丝子、五味子平补肾阴上滋于肺，以达到纳气作用。

（4）阴虚痰阻证。

阴虚痰阻证由肾精不足，又受外邪所致。外邪首先犯肺，使肺金燥热，肃降失常则气促、咳嗽；痰阻气逆则喘逆多痰；肺肾阴虚则手足心热或咽干口燥；肺肾阴伤则血滞，故见舌下脉络瘀曲；苔白腻为痰阻之征；舌质红、脉细数为肺肾不足之象。故选用金水六君煎加减以养阴润肺，宣肺化痰。在药物使用方面，二陈汤为治痰专方，当归补血，熟地为滋阴要药，真阴在肾，肾主水，主一身津液。而补骨脂、菟丝子、巴戟天、淫羊藿、胡芦巴温补肾阳；当归配丹参、茜草活血通络；蝉蜕、僵蚕祛风通络；沉香、葶苈子、枳壳、桔梗行气化痰；南沙参、白术及二陈汤健脾化痰补其母，以绝生痰之源。

张勇老师认为特发性肺间质纤维化应从肺痹论治，补肾纳气；从阴络论治，祛邪通络；从气化论治，调整气机升降；从上焦论治，药宜轻扬。从以上四个方面着手治疗，才能有效地控制病情，降低死亡率。并且嘱患者做好呼吸功能锻炼，如吹气球、唱歌、打太极拳等，忌风寒，防感冒，清淡饮食，忌食油腻食品。

5. 肺结节、肺癌的治疗

张勇老师针对肺结节、肺癌一般以扶正祛邪为治则，中医辨证为阴虚、风痰、痰热三型，在此基础上加用消瘰丸。消瘰丸具有较好的清热化痰、软坚散结功效，临床上利用消瘰丸联合理气、健脾化痰、活血化瘀通络、清热解毒等中药治疗"有形疾病"，可获得较好的疗效。消瘰丸组成：玄参10g、牡蛎20g、浙贝30g。针对结节病理产物痰，可加用煅瓦楞子20g、白芥子10g、土鳖虫10g增强攻逐能力；若患者胸痛明显，加用水蛭、三七；若患者咳喘不显，加用三棱、莪术以加强攻逐能力；若患者年龄大、体质虚，加用参苏丸。参苏丸组成：苏木10g、西洋参30g（或南沙参30g）、太子参30g，有益气化痰的作用。土鳖虫，其性寒、味咸，有小毒，入心肝脾三经，能破血逐瘀，散癥结，理伤及接骨续筋、消肿止痛、下乳通经。其次，久病入络，络阻成瘀，因而经遂不通成结节，针对瘀，可用郁金、蝉蜕、僵蚕、降香、地龙、全蝎。在前药基础上，还可酌情加入半枝莲、白花蛇舌草、海藻、昆布加强消瘰散结作用。半枝莲辛、苦、寒，归肺、胃、大肠经，能清热解毒、活血祛瘀、消肿止痛；白花蛇舌草甘、淡、微寒，归胃、肺、大肠、膀胱经，能清热解毒、消痈散结、利尿除湿；海藻苦、咸、寒，入肺、脾、肾经，软坚，消痰，利水，泄热。昆布咸、寒，归肝、胃、肾经，消痰软坚、泄热利水、止咳平喘、祛脂降压、散结抗癌。

6. 风热邪毒的治疗

对于常见的化脓性扁桃体炎、头面五官的红肿热痛（如丹毒、腮腺炎、急性化脓性扁桃体炎、急性咽炎、淋巴结炎伴淋巴管回流障碍、流行性出血热发热潮红、面部痤疮等），张勇老师认为三阳经脉行于面，三阴经均络于咽喉，咽喉为肺之门户，风热邪毒首先犯肺，故治疗上要因势利导，以疏风散邪，清热解毒为主，选用普济消毒饮加减。此方为李东垣创制治疗大头瘟的名方，载于《东垣试效方》，组成：黄芩 15克、黄连 15 克、陈皮 6 克、甘草 6 克、玄参 6 克、柴胡 6 克、桔梗 6克、连翘 3 克、马勃 3 克、薄荷 3 克、僵蚕 2 克、升麻 2 克、牛蒡子 3克、板蓝根 3 克。方中用黄芩、黄连味苦、寒，泻心肺间热为君；陈皮苦、辛，玄参苦寒，生甘草甘寒，泻火补气为臣；连翘、牛蒡子、薄荷苦、辛、平，板蓝根味苦、寒，马勃、僵蚕苦、平，散肿消毒止痛为佐；升麻、柴胡苦、平，行少阳、阳明二经不得伸；桔梗辛、温为舟楫，不令下行。

（二）对脾胃肝胆疾病的治疗经验

1. 胃脘痛的治疗

张勇老师认为脾、胃、肝、胆与消化、情志关系密切，消化情志因素往往表现出肝胆脾胃疾病。从病机看，其主要为肝失疏泄、胆不藏精、胃失和降、脾失健运，以上情况又相互交错、相互影响，表现为中焦脾胃失和、肝胆气滞，湿从中生、化热伤津之局面。从生理上讲，胃为主受纳，饮食入胃，依托脾之健运、肝之疏泄化生精微而上输于肺，因饮食不节或情志内伤，肝不疏泄，脾不健运，胃中水谷不得化生，淤而成湿、湿郁久而生热，胃气不降，引发发诸多症候。常见之慢性胃炎、胰腺炎、胆道术后综合征等，表现为胃脘痞满、嗳气吞酸、恶心食少、苔黄而腻。张勇老师将其归纳为中医伤寒痞证，辨证为胃气不和、寒热错杂结于中焦，多选用半夏泻心汤化裁，以辛开苦降之剂，清胃中邪热、扶脾之阳气，使痞自消、胃自降、脾自健，收到良好治疗效果。

其治疗多种肝胆脾胃疾病亦用此法，张勇老师认为，升、降符合脾胃的生理功能，有助于恢复中焦生理常态，只要辨证准确，就可收到不错的治疗效果。张勇老师根据患者居住环境、饮食特点、幽门螺杆菌感染情况，将胃脘痛分为脾胃虚寒、肝胃郁热型，分别选用黄芪建中汤、小柴胡汤加荜澄茄、九香虫、羌活鱼、黄荆子治疗，若患者幽门螺杆菌（＋），可加败酱草、蒲公英、莪术抗幽门螺杆菌感染。

2. 胁痛的治疗

针对急慢性胆囊炎、胆道结石等胆道疾病，有胸胁胀痛、呕恶、脘腹痞硬，或胁下满痛，大便秘结，舌苔黄，脉沉实，辨证为少阳兼里气壅实之胆胃实热者，张勇老师认为六腑要以通为用，大柴胡汤正切中病机，有清泻胆胃之功。此方用柴胡疏肝胆之郁，黄芩清肝胆之热，枳实降泄胆胃之气，白芍平肝解痉，半夏、生姜降逆止呕，大黄泻下通瘀。若湿热显著，则加用金钱草、茵陈、川木通、滑石；若气滞血瘀显著，则加用延胡索、金铃炭、郁金、甘草。

3. 胃、十二指肠溃疡的治疗

针对胃、十二指肠溃疡，有上腹痛、背心痛，喜按喜热饮，畏寒，舌质淡，苔薄脉细者，张勇老师认为应辨证为中焦虚寒，以温中散寒止痛之理中汤加减治疗。此方用生晒参大补元气，炮姜温中散寒，炒白术、甘草健脾益气。若冷痛甚，则用薤白、白豆蔻、高良姜、荜澄茄温中止痛，若反酸甚，则用乌贼骨、浙贝母、白及、黄连、吴茱萸。

（三）痹证的诊疗经验

1. 急性热痹的治疗

急性热痹可见急性局灶性红、肿、热、痛或全身性散在红色斑块。张勇老师认为其病机在于热毒蕴结。病损位于人体头面部或上半身，张老师选用普济消毒饮和甘露消毒丹加减治疗。针对下半身或下肢的痹证，张勇老师每遇疾病表现出湿热内盛、经络阻滞、瘀热鸱张的症状时，均选用中焦宣痹汤加减治疗，取得满意效果。中焦宣痹汤出自《温病条辨·中焦篇》，系吴鞠通治温热深入骨骱的名方，由连翘、焦栀子、蚕沙、赤小豆、薏苡仁、杏仁、木防己、滑石、半夏组成，原方主治

"湿聚热蒸，蕴于经络，寒颤热炽，骨骱烦疼，舌色灰滞，面目痿黄"。张勇老师认为，急性痛风和带状疱疹的治疗均可以采用清热除湿、化瘀通络之法。处方：连翘、焦栀子、杏仁、木防己、滑石、京半夏、制乳香、赤芍、青蒿、木香各10克，赤小豆、金银花藤、生石膏、薏苡仁各30克，蚕沙（布包）、丹参各20克，再加用紫雪丹及寒水石、蒲公英、紫花地丁清热解毒，地龙、全蝎通络止痛。

2. 风寒虚痹的治疗

张勇老师在临证中，对于因风、寒、湿、热等外邪袭人体，闭阻经络，致气血运行不畅所导致的，以肌肉、筋骨、关节酸痛、麻木、重着，屈伸不利，甚或关节肿大灼热等为主要临床表现的病症，分寒痹、热痹、虚痹三类进行论治。热痹在第一节已阐述，本节主要论述寒痹和虚痹的治疗。

（1）寒痹：身体痛，身烦疼，关节疼痛，痛势较剧，痛有定处，得热痛减，遇寒痛增，关节不可屈伸，或手足寒，或身体重，腰中冷，如坐水中，腰膝以下冷痛，苔薄白，脉沉或弦紧。治法：温经散寒，祛风除湿，以当归四逆汤加减。

（2）虚痹：酸痛，或局部有肿胀，痛有定处，活动不便，肌肤麻木不仁，心悸，气短，舌淡苔白，脉细。治法：补益肝肾，祛风散寒，以独活寄生汤加减。

3. 尪痹的治疗

类风湿关节炎古代叫白虎历节、尪痹、历节风。多由内分泌失调、营养代谢障碍所致。张勇老师认为类风湿关节炎病位较深，在肝肾及中下二焦，间夹湿邪和痰瘀，给治疗带来了难度。因此对类风关节炎的治疗强调内外兼治、综合治疗，包括服药、药浴、药物熏洗、针灸推拿等。对类风湿关节炎风湿偏上者，选用麻黄连翘赤小豆汤加减；风湿偏下者，选用中焦宣痹汤加减。

（四）心系疾病的诊疗经验

1. 心系疾病的临床辨证思路

张勇老师认为治疗心系疾病应从心之生理功能考虑。心主血脉，心与脉是相互合作的，但起主导作用的是心，心气虚则无以推动血液在脉中运行。又心之运行，全赖肾气推动，如肾阳虚，则心阳虚，心脉亦易瘀阻。张勇老师认为，慢性心功能衰竭或冠心病的中医病因病机多为气血阴阳受损、脏腑功能失调、水湿瘀血内停等，多以益气活血利水中药治疗。若水肿突出时，当以温阳化水之真武汤化裁；若气阴两虚突出时，当以益气养阴之炙甘草汤加减或生脉散化裁；若气滞血瘀突出时，当以理气活血之剂血府逐瘀汤，再加用肝着汤、苏木、西洋参、乳香、丹参以宽胸通络止痛。

2. 心系疾病常用方剂运用举隅

（1）真武汤的运用。

真武汤是《伤寒论》中的经典方剂之一，为温阳利水的著名方剂。"太阳病发汗，汗出不解，其人仍发热，心下悸，头眩，身瞤动，振振欲擗地者，真武汤主之。"（《伤寒论》原文第84条）。"少阴病，二三日不已，至四五日，腹痛，小便不利，四肢沉重疼痛，自下利者，此为有水气，其人或咳，或小便不利。或下利，或呕者，真武汤主之。"（《伤寒论》原文第316条）其制方要点为方中附子温壮肾阳，白术健脾燥湿，茯苓利水渗湿，生姜温散水气，芍药利小便、止腹痛。五味相配，既能温补脾肾之阳，又可利水祛湿，故适用于脾肾阳虚，水湿内聚所生诸证。本方以小便不利，肢体沉重或水肿，苔白脉沉为证治要点。《医宗金鉴》卷三十三："真武汤治表已解有水气，中外皆寒虚之病也。真武者，北方司水之神也，以之名汤者，借以镇水之义也。夫人一身制水者脾也，主水者肾也；肾为胃关，聚水而从其类者；倘肾中无阳，则脾之枢机虽运，而肾之关门不开，水即欲行，以无主制，故泛溢妄行而有是证也。用附子之辛热，壮肾之元阳，则水有所主矣；白术之苦燥建立中土，而水有所制矣；生姜之辛散，佐附子以补阳，于主水中寓散水之意；茯苓之淡渗，佐白术以健土，于制水中寓利水之道焉。而尤妙在芍药之酸收……盖人之身阳根于阴，若徒以辛热补阳，不少佐以酸收之品，恐真阳飞越矣。用芍药者，是亟收阳气归根于阴也。"芍药加于制水、主水药中，一以泻水，使子盗母虚，得免妄行之患；一以敛阳，使归根于阴，更无飞越之虞。《温热条辨》云："白术，茯苓补上利水之物也，可以伐肾而疗心悸；附子、生姜回阳益卫之物也，可以壮火而制虚邪；白芍酸以收阴，用白芍者，以小便不利，则知其人不但真阳不足，真阴亦已亏矣，若不用白芍，以固护其阴，岂能用附子乎。"张勇老师熟练运用真武汤治疗心源性水肿，尤其是肺心病伴右心衰竭、扩张型心肌病，取得了显著的疗效。

（2）炙甘草汤的运用。

张勇老师认为扩张型心肌病、冠心病及其他有心律失常的心系疾病，中医辨证大多为气阴两虚，痰瘀内阻，治以炙甘草汤加减，以益气养阴、祛瘀化痰。炙甘草汤由炙甘草 12g，人参 6g，生地 30g，桂枝 6g，阿胶 9g，生姜 9g，大枣 10 枚，麦门冬 10g，麻仁 12g 组成。张老师认为本方为千古养阴之主方，方中重用炙甘草为君药，甘温益气，又配以人参等，既可生血，又可行血；辅以生地、阿胶养心血，麦门冬滋心阴，麦门冬与生地配伍补血之力更著；人参、大枣益心气，补心气而能补心阴；同时用麻仁润血脉，且麻仁与阿胶相伍，又增加了滋阴生血之力；佐以桂枝、生姜，温心阳，通经脉；加白酒同煎，更增强通阳复脉之效；姜、枣重用调和阴阳，使气血流通，脉始复常。《千金方》因其可治心脉失常，又名其"复脉汤"。

（3）血府逐瘀汤的运用。

血府逐瘀汤是清代名医王清任《医林改错》中的名方，具有活血化瘀、行气止痛之功效。主治诸症皆为瘀血内阻胸部，气机郁滞所致，即王清任所称"胸中血府血瘀"之证。方中桃仁破血行滞而润燥，红花活血祛瘀以止痛，共为君药。赤芍、川芎助君药活血祛瘀；牛膝活血通经，祛瘀止痛，引血下行，共为臣药。生地、当归养血益阴，清热活血；桔梗、枳壳，一升一降，宽胸行气；柴胡疏肝解郁，升达清阳，尤善理气行滞，使气行则血行，以上均为佐药。桔梗并能载药上行，兼有使药之用；甘草调和诸药。合而用之，使瘀血得化而气得行，则诸症可愈，为治胸中血瘀证之良方。

3. 汗症的辨证治疗

针对汗症，张勇老师认为汗为心之液，心气阴两虚是引起"玄府"开合失常的一个重要因素，可用益气养阴之生脉散治疗。另外，由表虚所致自汗，可运用益气固表止汗之玉屏风散化裁。玉屏风散与桂枝汤均可用治表虚自汗，然玉屏风散证之自汗，乃卫气虚弱，腠理不固所致；桂枝汤证之自汗，因外感风寒，营卫不和而致。故玉屏风散功专固表止汗，兼以祛风；而桂枝汤则以解肌发表，调和营卫取效。玉屏风散方中黄芪益气固表止汗为君，白术补气健脾为臣，其中黄芪大补肺气，固表实卫，与白术相配，可以加强益气固表之力，使气旺表实，则汗不能外泄，邪不易内侵；防风走表而散风邪，为佐药，黄芪得防风，固表而不致留邪；防风得黄芪，祛邪而不伤正，有补中寓疏，散中寓补之意。用防风者，是取其善于走外而使芪、术的功用更能发挥在肌表。故李东垣说："黄芪得防风而功益大，取其相畏而相使也。"若阳虚漏汗者，可运用桂枝加附子汤治疗，即《伤寒论》中"太阳病，发汗遂漏不止，其人恶风，小便难，四肢微急，难以屈伸者，桂枝加附子汤主之"。亦可用清虚热，滋阴泻火，固表止汗之当归六黄汤，正如吴谦《医宗金鉴·删补名医方论》所述："惟阴虚有火之人，寐则卫气行阴，阴虚不能济阳，阳火因盛而争于阴，故阴液失守外走而汗出；寤则卫气复行出于表，阴得以静，故汗止矣。用当归以养液，二地以滋阴，令阴液得其养也。用黄芩泻上焦火，黄连泻中焦火，黄柏泻下焦火，令三火得其平也。又于诸寒药中加黄芪，庸者不知，以为赘品，且谓阳盛者不宜，抑知其妙义正在于斯耶！盖阳争于阴，汗出营虚，则卫亦随之而虚。故倍加黄芪者，一以完已虚之表，一以固未定之阴。"

（五）其他疾病的诊疗经验

1. 甲状腺结节的治疗

张勇老师认为甲状腺结节主要与情志内伤和饮食及水土失宜、先天因素有密切关系。由于长期愤郁恼怒或忧思郁虑，使气机郁滞，肝气失于调达，津液不能正常敷布而凝聚成痰，痰气凝滞日久，使血液的运行亦受阻碍而产生血行瘀滞，则可致硬肿或结节、瘿瘤。张勇老师对甲状腺结节进行辨证分型论治为：①肝虚血郁，治以一贯煎；②肝郁脾虚，治以逍遥散；③痰瘀互结，治以温胆汤合四物汤。并在以上基础方上加消瘰丸及山慈菇、夏枯草、瓦楞子、蜈蚣、土鳖虫软坚通络之品。

2. 糖尿病足的治疗

随着经济的发展，人民生活水平的提高，我国的糖尿病患者日益增多，患糖尿病足的人员亦增多，因糖尿病足临床表现呈多样化，民众的预防意识薄弱，对糖尿病坏疽没有预防意识，有时可引起截肢，严重影响患者的生活质量。对足部有外伤及小伤口的糖尿病患者或老年人，有下肢发冷、足背动脉搏动消失或间歇性跛行者，如若及早发现，给予中药治疗，就能降低截肢率和死亡率。张勇老师根据患者病情轻重，选用当归四逆散加减，取得显著疗效。

3. 慢性牙周炎的治疗

张勇老师根据其三十多年的临床经验把慢性牙周炎分为以下三型进行治疗。

（1）肾阴亏虚型：患者反复牙龈出血，潮热，盗汗，女性更年期明显者，舌质红或淡红，脉细弦。方选知柏地黄丸加减。

（2）阴阳双亏型：患者反复牙龈出血色淡，口干，膝软乏力，肢冷，大便稀，舌质淡或淡红，脉沉细。方选地黄饮子加减

（3）肝肾亏损型：患者反复牙龈出血，五心烦热，烦躁易怒，双眼干涩，耳鸣，失眠，两胁胀痛，或月经挟血块，舌边尖红，六脉细弦。方选一贯煎加减。

（六）常用方剂临床运用举隅

1. 麻黄连翘赤小豆汤

张勇老师常用麻黄连翘赤小豆汤加减治疗急、慢性荨麻疹及燥热后发作性皮肤瘙痒、红疹，如《金匮要略》中"邪气中经，则自痒而瘾疹"。其方见于《伤寒论》第 262 条："伤寒瘀热在里，身必黄。麻黄连翘赤小豆汤主之。"方中麻黄、杏仁、生姜意在辛温宣发，解表散邪；连翘、梓白皮、赤小豆旨在苦寒清热解毒；甘草、大枣甘平和中，共奏辛温解表散邪，解热祛湿之效。阳黄为湿热侵袭机体，兼有外感症状时应用麻黄连翘赤小豆汤既可散外邪又可内清湿热。故针对湿热蕴郁于内，外阻经络肌肤之病候，治法正如《黄帝内经》所云："开鬼门，洁净府，去菀陈莝。"

2. 五味消毒饮

针对面部的粉刺、痤疮，口舌生疮、痈肿疮疖及其他部位的痈疮疔肿等热毒所致的病症，张老师常用五味消毒饮加减治疗。五味消毒饮出自《医宗金鉴》卷七十二，药物组成：金银花 20g，蒲公英 15g，紫花地丁 15g，紫背天葵子 15g，野菊花 15g。此方具有清热解毒、散结消肿、消散疔疮之功效。方中重用金银花为君药，清热解毒，消散痈疮疔肿；蒲公英、紫花地丁、紫背天葵子、野菊花共为臣药。后四味药的作用相似，具有较强的清热解毒作用，且可清热凉血、散结消肿，是治疗痈疮常用的药物。金银花入肺、胃经，可解中上焦之热毒，野菊花入肝经，专清肝胆之火，二药相配，清气分热结。诸药合用，功专力宏，共奏清热解毒、消散疔疮之功。张勇老师纯熟地运用血府逐瘀汤在带状疱疹后遗神经痛中，再加用金铃子散、三七、水蛭、地龙、全蝎以通络止痛。

3. 龙胆泻肝汤

张勇老师在临床中常用龙胆泻肝汤加白芷、皂角刺、漏芦根、葛根治疗头晕痛、鼻塞、流黄脓涕之慢性鼻窦炎；加用金铃子散、失笑散、芍药甘草汤，青黛、地龙、全蝎治疗以眼胀痛、胸胁痛及肝胆经循行部位之带状疱疹；加三棱、莪术、薏苡仁治疗阴肿、阴痒之尖锐湿疣。

龙胆泻肝汤是《医方集解》中的名方，具有清脏腑热、泻肝胆实火、清利肝经湿热之功效。方中龙胆草大苦大寒，既能清泻肝胆实火，又能清利肝经湿热，为君药。黄芩、栀子苦寒泻火，燥湿清热，共为臣药。泽泻、木通、车前子可渗湿泄热，导热下行；实火所伤，损伤阴血，当归、生地养血滋阴，使邪去而不伤阴血，共为佐药，柴胡舒肝之气，引诸药归肝经；甘草调和诸药，共为佐使药。

四、师承教育的意义

医学的发展和经验积累源于古人与大自然的长期斗争。中国古人经过长期的医疗实践，总结并积累了丰富的医疗经验和技术，逐步形成了具有中国特色的医学体系——中医体系，为我国古代人民的卫生及健康做出了巨大贡献，使得中华民族生生不息，屹立于世界之林。诚如古代文明的发展，当四大文明古国中的三个相继湮灭，随之而产生的古代医学也已相继为西方医学所取代。唯有中医学仍然能在科技发展迅猛如斯的今天，依然绽放出自己的光彩，历朝历代对中医的传承和医学教育功不可没。几千年来，师带徒培养模式在我国中医教育史上一直占据主导地位，即通过师传徒、父传子的形式，传承中医的理论经验及医疗技术。老师通过口传心授，将自己的临床经验与医疗技能传授给学生或子女。学生则通过背诵医学古籍、临床实践继承老师的医术，将之发扬光大。师带徒培养目标没有统一的标准，各家各派按照自己的学术特点培养继承人，但都以培养品学兼优的中医人才为目标。学生需要掌握必要的理论知识；积累足够的临床经验，操作熟练，能够准确地施针、处方；有高尚的职业道德，能够切身体察患者病痛，做到追求医术，心无杂念，即所谓大医精诚。师者多希望学生在学习期间能够励志图强，博览群书，精益求精，为治疗技术打下坚实的基础，而后自己去体悟医学精神。师带徒的教学内容是老师自己多年积累的经验，而非系统的、规范化的理论知识，更多的是老师平素的言行举止对学生潜移默化的影响。不过，由于中医的理论体系涵盖了自然科学、哲学、人文科学等方面的科学内容，强调天、地、人的和谐统一，因此也可以说，师带徒模式虽然没有明确提出全面的素质培养模式，但是在中医学理论体系中，却渗透了全面素质培养的思想。师傅在教授徒弟的过程中，尤其注重医德的教育。孙思邈认为"人命至重，有贵千金，一方济之，德逾于此"，只有治病救人的医学才是值得医者去从事的崇高事业。师带徒模式是一个在老师的口传心授、潜移默化地培育下，学生获取医学知识、摸索医疗技能及继承良好医德的过程。中医学是一门实践性很强的学科。因此，所有拜师学医的徒弟从第一天起，毫无例外地跟随老师在临床学习，从最基本的照顾病患、煎煮汤药开始，逐渐过渡到学习诊疗知识与技术。老师不进行系统的理论讲习，而是结合一个个具体的病案，运用中医理论向学生讲授具体疾病的生理、病理变化，临床症状，治疗原则，用药方法等。通过临床口传身带、手把手地进行临床技能的教授，使徒弟学会正确地望、闻、问、切，正确地辨证论治。由于这种临床言传身教贯穿了整个学习过程，不仅可以培养徒弟的主动学习能力，更重要的是培养了徒弟中医学的思维方法。可以说，师带徒的培养模式本质上就是临床带教模式。中医师承模式虽规模小、理论知识不够系统，但它符合中医这门实践性学科的教学规律，几千年的师承教育培养了众多像华佗、张仲景、李时珍、叶天士那样的名师，保存了传统医学的经验理论与医术精髓，为中医事业的发展做出了不可磨灭的贡献。作为院校教育培养模式培养出的学生，我理论知识系统扎实，但中医临床思维和临证较欠缺，通过师承，使我有了很大提高。只有两种教育模式扬长避短、互为补充、相互融合，形成我国独特的中医师培养模式，才能为培养高质量、高层次的中医师，为发展我国的中医药事业做出更大贡献。

新华通讯社人物专访

编者按：2010 年 12 月 8 日，《新华通讯社》高端专供信息卫生医疗专辑第 33 期刊登了我院张勇主任医师的事迹。看了此文，我脑海里突然闪现出一句古语，"小胜凭智，大胜靠德"。对于我们个体而言，"智"就是才华，"德"就是品格，唯有德才兼备者才能立于不败之地；对于一个医生来说，"智"就是实力，而"德"就是个人的素养和医院的文化。观察那些既受患者喜爱又在医学上有所建树的名医，他们在医学领域创造了辉煌的业绩，他们都有一个共同的特点，那就是不仅凭借自身实力引领医学的发展，在个人品格上更是独具医德风格。我院领导非常重视医院文化建设和职工的素质培养，注重医院窗口的形象建设，倡导全院职工以患者为中心，思想从"要我服务到我要服务"转变，固本求新，弘医致远。我认为，这一服务理念的确立，对于我院职工的医德建设意义重大且深远。现在，我将《新华通讯社》刊登的张勇医生的事迹全文转载到《院刊》，不知您阅后是否与我有一样的感想。

新华通讯社（记者吕庆福）于 2010 年 11 月 25、26 日在蓉举行的第三届中医药现代化国际科技大会上，记者对成都市第一人民医院的教授级专家张勇进行了独家采访。张勇认为，中国药要实现现代化并走向全球，医德需先行。毕业于成都中医药大学的张勇，从医 20 余年，现就职于成都市第一人民医院，擅治间质性肺炎、肺间质纤维化及痛风等疑难病症，曾先后被评为"成都市十大杰出青年""成都市十佳医务工作者""四川省杰出青年中医"。在 2010 年 1 月 20 日举行的"四川省中医工作会议"上，张勇被评选为"四川省名中医"。

士有百行，以德为先

"尽管酷爱中医，但我并不是祖传行医的。"张勇告诉记者，他高中毕业以后，像当年大多数青年人一样响应党的号召，到乐山一个偏僻的村子当了知青，"这一去，就改变了我一生的命运"。在乡下，目睹了当地村民因为医疗水平落后，生病之后饱受病痛折磨的无助，张勇被深深地触动了；外婆因腰肌劳损，被病痛折磨、苦不堪言的情景也时常在他的脑中浮现。"我就想，要是我能治好外婆和村民的病，让他们远离病痛，该有多好啊。"张勇回忆道，自那以后，他萌发了当医生的念头。于是，他找来了很多医学方面的书，每天晚上在煤油灯下苦读。通过自学和努力，他成功地考上了成都中医药大学，开始了他的中医之路。

张勇从医 20 余年，对患者不分老幼，不论贫富，都是精心诊治。他经常说："'医为仁术'，这是我一直以来坚持的信念。"为了满足患者诊病的需要，他常常牺牲休息时间加班为其诊治；对于危重、年老的患者，他不论何时何地，总是及时出诊。此外，他还长期坚持义务为全国各地的患者解答信函咨询。他的患者遍及五湖四海。"尽医生的天职，最大限度地解除患者的痛苦，是我一生的追求。"张勇告诉记者，他常常为慕名前来的患者加号，有时甚至免费诊治。"曾经有一位老年痛风患者从双流过来找我看病，但是来晚了挂不上号。我看他年龄比较大、病情又比较重，就毫不犹豫为这位老人看了病，并且没有收他的挂号费。"张勇说。患者痊愈后，专门送来一面锦旗，并对门诊部的工作人员说："张医生不嫌贫爱富，我们这些平民百姓就是需要这样的好医生！"

医生的天职就是救死扶伤，如果医生嫌贫爱富，怎么对得起这份职业，如何配得起"白衣天使"这一神圣称号呢？对患者的称赞，张勇是这样认识的。采访中他谈到，近年来各界对中医存在很多质疑的声音，他认为，除了一些医疗技术方面需要改进和提高外，就是中医界鱼龙混杂，很多人为了名利，置医德医风于不顾，毁坏了中医的名声。

有德无能，治不了病救不了人

张勇认为，作为以救死扶伤为根本职业道德的医生，仅具备良好的医德是远远不行的，必须还要不断进取和创新，只有拥有高超的医术，才能真正实现救死扶伤的美好愿望。

1987年，年仅29岁的张勇破格成为成都市最年轻的门诊挂牌医生。从那以后，他遇到的疑难杂症多了起来。"当一个肺间质纤维化的患者第一次出现在我面前时，我竟然感到束手无策。"张勇告诉记者，无论中医还是西医，肺间质纤维化都是一大难题。于是张勇决定探索中药治疗肺间质纤维化的方法和途径。"那段时间，我利用工作之余到各大图书馆查阅了很多中医典籍，最后研究出了从肾脏着手治疗肺部疾病的独门药方。"张勇介绍说，他采取了中医"补肾纳气治本，开肺化瘀治标"的方法来治疗肺间质纤维化，使患者的肺通气功能得到了极大改善，生命得以延长。

2003年，沙特一名72岁的王室成员患肺病，德国医生预测他活不过2003年。其家人在网上查到了张勇的资料，旋即在当年2月向张勇发来了老人的病历，根据病历描述的情况，张勇带着采集备用的50余味中药和一个搪瓷药罐，于同年10月，去到患者所在的日内瓦。这位王室成员使用中药17天后，病情缓解，丢掉了此前片刻不离的氧气袋。但此时，张勇的归期已到，老人虽百般挽留，张勇仍不得不履行自己与所供职医院的约定，如期归国。谁知张勇的飞机刚在北京落地尚未回到成都，来自日内瓦的邀请电话却已追到了成都，一定要把他"抢"回老人身边。同年12月，张勇再次飞抵日内瓦，他用了2个月的时间根治了老人的肺病，直到现在，老人仍然健康地活着。中国中医治好了被西医判定为活不过一年的患者，这一消息在日内瓦引起了轰动。而面对这位王室成员提出的千万年薪聘他为私人保健医生的巨大"诱惑"时，张勇婉言拒绝了。

当问起张勇对当初的选择后悔与否时，张勇表示："我从来没有后悔过，很多患者需要我治疗，我不会为千万年薪而舍弃更多的患者。"

从此以后，张勇名声大振，越来越多的患者找到他，使他忙得脚不沾地。现在，他每个周末都要打"飞的"，轮流往返于上海、北京、杭州、深圳、大连、乌鲁木齐等城市，为更多的患者带去福音。

张勇不仅独创了中医治疗肺间质纤维化的方法，还研究出了通过调理脾胃治疗小儿支气管哮喘及根治痛风的中医疗法。他认为："要将传统中医发扬光大，我们还有很多事要做，获得'名中医'的称号，不仅是对我的肯定，更是对中医的肯定！"尽管医学上成绩斐然，他却仍未停止学习和探索的步伐。他经常说，学无止境，只有加倍勤奋才能换来日益精湛的医术，才能更好地救死扶伤。

走向世界要保持自身特色

谈到中医药如何走向世界，张勇认为，走向世界必须要保持自身的特色。他说，一副中药之所以会由多种不同的成分掺杂在一起，那是因为各种成分有相互制约、互取所长的功效。中药注重的是配搭，而不是一个成分单独的药效。因此，不能单独就中药的某一成分进行研究，必须用整体观看待中药，否则就是断章取义。

我们不能用西药的药品检测方法来评价具有系统治疗作用的传统中药。部分外国人在没有全面了解中医的情况下就将它拒之门外，我只能表示可惜。因为在某些特殊的治疗领域，中药比西药更胜一筹。比如，当代人容易碰到一些心理和情绪方面的问题，中医认为人的情绪与肝有关，因此，会采取疏肝的方法来调节人的整个心理机制。这里的"肝"和西医中所说的"肝"有所不同，它指的是我们常说的某人脾气不好，"肝火"很旺的"肝"。

张勇认为，中西医学有着十分明显的差异，外国人对中药的看法也存在着某些偏见和误解。两者有差异并不意味着中医药走向世界就一定要完全符合西方医学界的各项标准。如果一味地去迎合西方的评价标准，无异于削足适履，从长远来看是不可取的。在国际化的过程中，我们不能太着急，必须要保存自身的特点，保留中医的特色。当然，在走向世界的过程中也不能完全故步自封，应该做一些适当的改变，融合多方面的精华。例如，在出口中药的时候写明中药的成分来提高外国人对中药的认识和理解，派一些中医学专家出国交流等。

　　"我们需要珍视和肯定中医这一中国文化的优秀遗产。不可否认西医确实发展很快，像糖尿病的治疗就已经发展到分子、中子水平。但我认为，中西医是可以互补的，正如学中医的要了解一些西医的基本理论一样，一名优秀的西医也应该学习一些中医的医学原理，因为中医强调整体、宏观的治疗，而西医更着重于局部的探究。两者结合肯定能创造出更好的治疗方法。"张勇说。

张勇：最能飞的名中医

"你可能会成为名医！" 30 多年前，张勇还在成都中医学院（现成都中医药大学）读大学时，一个同学就这样说。之所以如此断言，是因为在其他同学还在努力应付考试的时候，他已经熟读《黄帝内经》《伤寒论》等中医经典原著了。

同学的话"一不小心"就应验了：张勇 30 岁的时候就成为成都市第一人民医院最年轻的挂牌医生，40 岁被评为四川省杰出青年中医，2010 年被评为四川省名中医，仅仅两年后的 2012 年 8 月，55 岁的他又被评为国家级名中医、博士研究生导师和国家级师承导师。

与名中医头衔相比，更让张勇出名的是"最能飞的医生"这个民间头衔——每到周末，他几乎都要飞到国内某个地方为人看病，在成都乃至四川的中医专家里，也许再没人比他更能飞的了。"每次飞抵北京，我都有种发自内心的自豪感：北京集中了那么多中医名家，而患者却要邀请成都的中医来为他们看病，对我来说，这是最大的成就！"张勇说。

是什么让张勇"飞"起来的？从他的故事里，我们也许能找到准确的答案。

聂老八之死："如果我是个医生，也许他就不会那么小就去世了"

张勇自小有三个特长：一个是体育好，在初中时创造的短跑和跳高纪录直到高中毕业也没人破掉；一个是文学好，不论是他的作文还是古体诗，屡屡成为学校的范文；还有一个是嗓子好，虽未经过训练，但美声唱法几乎是专业水准。但是，这么多特长，竟没有一个与医学产生关联，高中之前张勇也没想到过要学医。他与医扯上关系，是他当知青那会儿。高中毕业后，他到井研县石牛公社当了知青，知青点临近合作医疗站，因此他看到了许多村民看病的情况。"赤脚医生仅是经过简单培训的，稍有难度的病就不知道该怎么办，有的人就这样错过了最佳治疗时间。"

张勇初当知青时，曾在一户聂姓人家里搭伙，这家有个小儿，人称聂老八，10岁出头，虽然年龄小，但都能帮父母下地干活了。晚上没事，聂老八就往张勇房间里跑，让他讲城市有多热闹、火车有多长，每次讲故事，聂老八就睁着一双忽闪忽闪的大眼睛将他看着，生怕漏了一句。那年冬天，12岁的聂老八突然下腹疼痛，随后被带到合作医疗站看病，赤脚医生看了，说治不好，得到十多公里外的区医院去。一帮子人抬着小孩往区医院跑，抵达时天尚未亮，但聂老八没能等到天明，生命之火便熄灭了。

张勇很长一段时间都不愿相信这个和自己朝夕相处的孩子就离开人世了，"那时我就想，如果我是个医生，也许他就不会那么小就去世了！"聂老八之死让他第一次有了如此清晰的学医梦想，那时他在村里当图书管理员，其中有些书涉及医学知识，他开始如饥似渴地看起来，但那时他仍不清楚，以后究竟能否成为医生。

也许是冥冥中的安排，恢复高考的第一年，张勇便成功考入了成都中医学院。

起死回生的患者：还剩一口气的老太又活了，生命延续了11年

大学期间的张勇因为古典文学功底好，在阅读中医经典著作时占尽优势，因而他在学习上总是超前。如果说超强的领悟力和记忆力让他奠定了坚实的中医理论基础，那么市一医院的名家氛围则让他快步迈入名医行列。"市一医院是中医名家荟萃的地方，曾集中了张臣庵、卓雨农、王祉珍、王文雄等名家，我实习的时候跟的是杨中林和廖先齐，他们也是成都非常有名的中医。"张勇对记者说，他从前辈那里不仅学到如何

看病，更重要的是如何做人，"尽管他们是名家，但不论是贫穷的还是富贵的，都一视同仁，且从不拒绝任何患者"。

张勇的悟性，让他在跟师仅仅两年后便能独自接诊了。1987年，年仅30岁的他成为挂牌医生，"挂牌，就意味着你有一定知名度了，可以挂出自己的牌子让患者选择"。如此年轻的挂牌中医，在当时的成都是绝无仅有的。也是在那时，张勇遇到了肺间质纤维化患者，因为很多中医都无法攻克这个疾病，他开始将主攻方向瞄准这个难题。周末的时候，他就带上干粮到省图书馆查资料，直到晚上闭馆才离开，"几年下来，做了上万张资料卡片"。慢慢地，他摸索出了治疗肺间质纤维化的规律。

1991年的一天，鼓楼街的几个居民找到医院，说他们的一个邻居太婆患了肺间质纤维化，"已经喘不过气了，抬到医院又喊抬回去，差不多就剩下一口气了"。邻居希望中医能够出诊，看能否救活老太太。张勇蹬着一辆自行车急匆匆就跟去了。老人躺在床上，张着嘴大口大口地喘气，那口气仿佛随时都可能突然断掉。一把脉，发现老人已脉细如线，对能否救活她，张勇心里没底。他开了自己摸索出来的方子，对老太家人说："吃了这副药，如果明后天能半坐起来喝点稀饭，就有一点点希望了。"

三天后，老太太的邻居又来到医院，见了张勇就喊："张医生，邓太婆都坐起来了，能喝稀饭了！"他听了也大惊：那副药有用！他立即又蹬上自行车来到鼓楼街，给老太太换了副方子。奇迹再一次出现：四天后，老太太竟然能下地并自己去上厕所了！

这名姓邓的老太太就这么神奇地好了起来，她的家人和邻居为感谢张勇，专门写了"红报"张贴在医院。"对医生来说，这是最大的荣耀。"张勇说，邓老太后来长期吃他开的中药，生命被延续了11年，"后来她是突发脑血管意外去世，而不是肺间质纤维化本身"。鼓楼街的人那时就把张勇说得很神奇，说"要死的人都能让张医生治好"，尽管很夸张，但说明居民对他已经非常认可了。

跨国救人——世界著名肺科专家说：
"你太伟大了！ 中医太伟大了！"

救治鼓楼街的邓老太，是张勇的第一次出诊，起到的效果却是"一鸣惊人"。自此后，凭借口碑相传前来找他看病的人络绎不绝。张勇对记者说："这次经验也告诉我，中医是可以治疗危重患者的。"在这之后，名誉也接踵而至。1995年他被评为成都市第三届"十大杰出青年"，当年7月，又被评为四川省首届"杰出青年中医"，12月又获"成都市十佳医务工作者"称号。"我是和王静安'王小儿'同台领奖的，他拍了一下我的脑袋说：'你小子不准骄傲，不然抽你！'在他老人家面前，我真的就是个小孩儿。"

邀请张勇出诊看病的人越来越多，而且基本上都是肺间质纤维化患者。这些患者都有个共同点，肺间质纤维化后导致呼吸困难，不能走动，乘车也不方便，他们最希望的就是医生能上门救治。"最开始都是省内的患者，德阳的、雅安的、乐山的，后来面就扩大了。"最令张勇没想到的是，竟然外国患者也找上了他。

那是2003年2月，正在成都市第一人民医院看门诊的张勇突然接到瑞士日内瓦的国际长途，对方请求他为一名绝症老人看病，所有费用及要求都可以满足。原来，这是一位瑞士籍的沙特王室成员，患了严重的肺间质纤维化，当时世界知名的肺科专家、德国盖森大学医学院的格林格教授领衔的医疗组在为这名老人治疗，但所有的药都用过了，都无法解决问题，格林格教授断言，老人不会活过2003年年底。

瑞士那边虽然发出了邀请，但当时国内出现了"非典"疫情，张勇无法办理签证，直到2003年9月签证才下来。他在反复研究了老人发过来的病历资料后，到成都同仁堂采购了50多味中药，10月6日，他飞抵日内瓦。这名叫阿里·本·穆沙拉姆的老人在见到来自中国的医生时，紧紧握住他的手，眼里充满求生的欲望。

张勇先为老人开了三副中药并协助工作人员熬出来喂给老人，连喝了5天后，他呼吸困难的症状就得到了明显缓解，居然可以取下氧气吃饭了。持续治疗了半个月后，很久没有下床的老人可以做简单的运动了。

半个月的假期到了，张勇必须赶回成都上班。这个瑞士籍的沙特老人竟离不开张勇，"你走了，我的病怎么办？"张勇对老人的私人医生详细交代了如何服药后搭乘航班回蓉，不想刚到成都，第二次邀请他去瑞士的电话就来了。同年12月24日，张勇再次来到老人身边。"我见到他的时候，他正在花园里散步，私人医生正陪着他，我自己也没有想到，他康复得如此快！"这次，老人向张勇正式提出了让他留下的要求，"你的太太可以到这里工作，你的儿子可以在这里读书，你可以提任何条件，我都满足你。"然而张勇还是回绝了，他对记者说："中医的根在中国，我的患者主要在成都，另外，是医院培养了我，我不能就这么走了。"

在治疗阿里·本·穆沙拉姆的过程中还有一个小插曲。张勇第一次抵达瑞士时，肺科专家格林格对他不屑一顾，认为西医不能解决的问题，任何医生都无法解决。然而在张勇第二次到瑞士后，CT检查发现，经过中药治疗的老人，肺部的纤维化已大有好转，小部分纤维已被吸收。格林格这次收起了藐视的眼光，他对张勇说："你太伟大了！中医太伟大了！我还不知道世界上还有如此神奇的中草药。"他接着开玩笑说："我要跟你学中医，同意吗？"

张勇告诉记者，此事尽管已经过去了9年，但直到现在，他仍和阿里·本·穆沙拉姆保持着紧密的联系，一周要通两到三次电话，而且每半年要给对方邮寄由中草药做成的药丸。"曾经被判死刑的老人，如今仍然活着，而且很健康。"

飞来飞去的中医："除了对我的认可，还是对成都名医馆和成都中医的认可"

张勇的这次跨国救人，被我国香港地区、台湾地区及内地的报纸和电视广泛报道，使得他快速成为"最能飞的名中医"。他对记者说，从2004年到现在，他每个周末都要飞到全国各地去为患者看病，有时一个周末要飞两个地方。尽管四处奔波让人疲惫，但张勇从不主动要价，"医生的职责是看病救人，而不是做生意挣钱。我治的这些患者之前都已经想尽了办法，如果能帮助他们，对我来说就是最大的成就，我很享受这种感觉"。

2012年国庆节，张勇应邀到北京一个患者家治病，到了之后发现，在这个患者家，竟然还有另外十多个人，他们都是患者的朋友或者朋友的朋友，他们当中除了北京本地的，还有专门从上海搭乘航班过来等他的。张勇说，每次到北京出诊，一走出机场，一种自豪感就油然而生，"北京是首都，集中了中医和西医最优秀的医疗专家，他们能舍近求远邀请我这个成都的中医，除了对我自身的认可外，其实是对我们成都中医名医馆的认可、对整个成都中医的认可，这能不让人自豪吗？"

记者从市一医院了解到，2012年8月，张勇被评为国家级名中医、国家级师承导师、博士研究生导师后，医院已安排了该院北区的呼吸内科主任向瑾和门诊中医内科副主任医师李蓉跟着他学习，希望进一步将他的治疗技术传承并推广开来，让更多的肺间质纤维化、肺癌及其他疑难病症患者得到更好的治疗。

（此文作者为《成都日报》记者邓晓洪）

张勇： 沙特富豪梦寐以求的 "年轻" 中医

很多人认为"中医越老越吃香"，而在成都市第一人民医院，一位看起来 40 多岁的中医的诊室，患者却络绎不绝。他叫张勇，是成都市第一人民医院、成都市中医名医馆的主任医师。其实张勇今年已 60 岁，之所以看上去年轻，源于他的"养身之道"，每周都去健身、游泳，他说："这样才能在工作时保持良好的精神状态。"

其实张勇在业界早有名气，他的独门秘法，是肺间质纤维化独创新疗法，所谓"补肾纳气治本，开肺化瘀治标"。他曾是医院最年轻的门诊医生，获得了国家级名中医、四川省名中医、国家级师承导师等众多荣誉。2016 年，张勇又被评为享受国务院政府特殊津贴专家。

面对封面新闻—华西都市报记者的采访时，张勇谦言："患者的口碑才是我的根基，最大限度地减轻患者的痛苦，是医生的天职。"

疑难之症：他 "啃" 古籍独创疗法治肺间质纤维化

张勇毕业于成都中医药大学，从医已经 30 多年了。20 世纪 80 年代，张勇接触了许多肺间质纤维化和肺癌患者。他们在当时似乎没有被治愈的希望，这让张勇感到深深惋惜，但同时也激起了他的"斗志"，"那么多患者得不到治愈，我必须攻克它"。于是，张勇开始寻求新的治疗肺间质纤维化的方法。

从此，张勇每个周末都会"泡"在四川省图书馆。"每天就背两个面包，带一瓶水，在图书馆一直待到闭馆。"张勇说。他在《黄帝内经》《伤寒论》等中医经典、名家著作中寻找线索，再结合临床实践整理了 30 多万字的笔记，还做了 7 万多张便于记忆的卡片。

经过三年多的潜心研究，张勇总结出一套自己的"独门秘籍"，采取中医"补肾纳气治本，开肺化瘀治标"的方法治疗肺间质纤维化，使患者的肺通气功能得到改善，免疫力也有了很大的提高。

"中医药真的是博大精深，很多治病的方法都能在中医经典中找到答案"，张勇说。虽然他找到了新的治病方向，但他在学术上的研究并未停止，仍不断地为患者寻找治病良方，"最大限度地减轻患者的痛苦，这是医生的天职"。

成名之作："救活"重病老太成最年轻挂牌医师

一般情况下，医院有资格出门诊的医生都要有高级职称，但当时只有中级职称的张勇，却凭借精湛的医术和患者的口碑获得了医院和患者的认可，年仅 30 岁的他，"破格"成为成都市第一人民医院的门诊挂牌医生。"金杯银杯不如患者口碑"，这句话在张勇身上得到了充分体现。但让张勇开始"名声大噪"的，还要从救治鼓楼街的邓老太说起。

1991 年的一天，有人到医院找到张勇，说有个太婆患了肺间质纤维化，快要撑不下去了，希望他能帮忙想想办法。"我蹬着自行车就去了。老太太大口大口地出气，脉若细线。"张勇按照自己独创的方法给老太开了方子，并叮嘱老太家人，如果第二天老人能半坐起来喝点稀饭，就有希望了，"结果三天后，她果然能半坐起来喝点稀饭了，四天后就能下地自己去上厕所了"。

从那之后，"这个医生太神了"之类的话便被传开了，前来找他看病的人络绎不绝。

惊世之举：背药罐跨国救人，让沙特富豪"点赞"

随着名气越来越大，张勇获得的荣誉也越来越多，如成都市第三届"十大杰出青年"、四川省首届"杰出青年中医"、成都市"十佳医务工作者"等。随着名誉而来的，还有各地慕名求诊的患者，从省内到省外，甚至国外的患者都来找他。

2003 年 2 月，张勇接到了来自瑞士日内瓦的电话，电话那头的患者是一名居住于日内瓦的患肺间质纤维化的沙特王室成员。当时，世界知名的肺科专家、德国盖森大学医学院的格林格教授领衔的医疗组，正在为这名老人治疗，但无法解决其呼吸困难的问题。

接到邀请后，张勇根据对方医生发来的 9 页病历及医生口述的情况，开始准备中药。10 月，签证、请假等手续办好后，张勇带着 50 多味中药和一个搪瓷中药罐登上了去日内瓦的飞机。

接下来，张勇先为老人开了三服中药并指导工作人员熬药，服药 4 天后，老人的呼吸顺畅多了，又吃了几天，老人居然可以取下氧气罩了。几个月之后，这位王室成员已经可以到户外散步了。

见识到中医的神奇后，老人希望张勇能留下当他的私人医生，并给出了丰厚的条件，但张勇拒绝了。"中医的根基在中国，医院培养了我，我还有那么多患者，他们是我的根基。"张勇说，他也答应这名王室成员，如果需要再来看病，他会立刻赶来。

年轻之道：每周锻炼身体，保持良好精神状态

"没想到把脉也能获得这么高的荣誉。"张勇说。在他的认知里，能获得国务院政府特殊津贴的，都是在航空航天、研究导弹等领域做出巨大贡献的人。要知道，获得这份荣誉的人，要对学科建设、人才培养、事业发展发挥重大作用，成效显著并为同行所公认才行。

在获得过这个荣誉的人中，张勇算得上是"年轻人"，但今年已经 60 岁的他看起来只有 40 多岁，这得益于他有规律的生活习惯和坚持运动。

他曾经热衷于体育文艺，篮球、美声都是强项。但为了事业，他把这些爱好都放弃了，唯有两样至今保留——健身和游泳。每周三、五、星期天晚上，张勇都会去健身、游泳锻炼，理由却还是跟工作有关，"这样我才能在工作时保持良好的精神状态"。

（此文作者为《封面新闻—华西都市报》记者周家夷）